Aktiv und sicher durchs Leben mit dem LiFE Programm

Lindy Clemson • Jo Munro •
Maria Fiatarone Singh • Michael Schwenk •
Clemens Becker

Aktiv und sicher durchs Leben mit dem LiFE Programm

Mit 62 Abbildungen

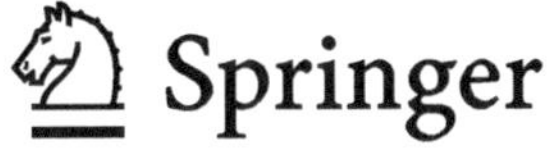

Springer

Lindy Clemson
University of Sydney
Lidcombe
Australien

Jo Munro
Newtown
Australien

Maria Fiatarone Singh
University of Sydney
Lidcombe
Australien

Michael Schwenk
Netzwerk AlternsfoRschung (NAR) Heidelberg
Heidelberg
Deutschland

Clemens Becker
Klinik für Geriatrische Rehabilitation
Robert-Bosch-Krankenhaus Stuttgart
Stuttgart
Deutschland

Titel der englischsprachigen Originalausgabe: Lifestyle-integrated Functional Exercise (LiFE) program to prevent Falls: Participiant's manual. Sydney: Sydney University Press (2014). This work was originally published under the title "Lifestyle-integrated Functional Exercise (LiFE) program to prevent Falls: Participiant's manual" by Sydney University Press (2014).

Elektronisches Zusatzmaterial: Die Online-Version für das Buch enthält Zusatzmaterial, das berechtigten Benutzern zur Verfügung steht. Oder laden Sie sich zum Streamen der Videos die „Springer Multimedia App" aus dem iOS- oder Android-App-Store und scannen Sie die Abbildung, die den „Playbutton" enthält.

ISBN 978-3-662-56292-5   ISBN 978-3-662-56293-2 (eBook)
https://doi.org/10.1007/978-3-662-56293-2

Die Deutsche Nationalbibliothek verzeichnet diese Publikation in der Deutschen Nationalbibliografie; detaillierte bibliografische Daten sind im Internet über http://dnb.d-nb.de abrufbar.

Umschlaggestaltung: deblik Berlin
Fotonachweis Umschlag: © WavebreakMediaMicro/Adobe Stock #141571749

Gedruckt auf säurefreiem und chlorfrei gebleichtem Papier

Springer ist ein Imprint der eingetragenen Gesellschaft Springer-Verlag GmbH, DE und ist ein Teil von Springer Nature.
Die Anschrift der Gesellschaft ist: Heidelberger Platz 3, 14197 Berlin, Germany

Vorwort

Liebe Leserinnen und Leser,

LiFE steht für „Lifestyle-integrated Functional Exercise", was übersetzt heißt „in den Alltag integrierte funktionelle Übungen". Das Programm richtet sich an Menschen im fortgeschrittenen Lebensalter, die aktiv einem Abbau der körperlichen Leistungsfähigkeit entgegenwirken möchten – und zwar insbesondere an diejenigen, bei welchen bereits ein spürbarer Verlust von Kraft und Gleichgewicht eingetreten ist, der sich beispielweise in unsicherem Gehen oder gar in einem erhöhten Sturzrisiko bemerkbar macht. Aber auch relativ fitte ältere Menschen profitieren von LiFE und können damit einem altersbedingten Abbau effektiv entgegenwirken.

Gerade wenn Sie aus unterschiedlichen Gründen keine klassischen Sportprogramme durchführen möchten oder können, bietet LiFE Ihnen einen Weg, trotzdem aktiv zu sein. Denn LiFE ist kein typisches Sportprogramm – stattdessen finden die Aktivität und das Training im Alltag, quasi nebenbei, statt. LiFE kann aber auch zusätzlich zu Sportprogrammen durchgeführt werden, im Sinne eines gezielten Trainings zur Verbesserung von Kraft und Gleichgewicht.

LiFE wurde an der Universität von Sydney (Australien) von Prof. Lindy Clemson entwickelt und hat sich in verschiedenen Studien (s. Literatur) als hochwirksam zur Verbesserung von Kraft und Gleichgewicht und zur Prävention von Stürzen erwiesen. Das LiFE Programm wird in einem englischsprachigen Handbuch aus dem Jahr 2014 von Prof. Clemson und Kollegen beschrieben. Bei dem vorliegenden Buch handelt es sich um die deutschsprachige Übersetzung. Diese Übersetzung entstand im Rahmen unserer seit 2013 existierenden Kooperation mit Prof. Clemson zur Verbreitung von LiFE im deutschsprachigen Raum und zur Weiterentwicklung des Programmes. Teil dieser Kooperation ist der Einsatz von LiFE in wissenschaftlichen Studien am Robert-Bosch-Krankenhaus (RBK) Stuttgart und am Netzwerk AlternsfoRschung (NAR) der Universität Heidelberg. Zahlreiche Vorschläge und Tipps unser Teilnehmer, wo und wann LiFE Übungen im Alltag durchführbar sind und wie sie körperliche Aktivität steigern können, wurden bei der Erstellung dieses Handbuches berücksichtigt und mit Bildern dargestellt. Ergänzend wurden Videos zu verschiedenen LiFE Übungen gedreht, welche über die Springer Multimedia App abrufbar sind. Zudem finden Sie im Buch Erfahrungsberichte von Teilnehmern, welche LiFE über einen längeren Zeitraum praktiziert haben.

Ausgangspunkt des LiFE Konzepts ist die Tatsache, dass das moderne Zeitalter einen inaktiven Lebensstil fördert und uns zur Bequemlichkeit einlädt. Der Alltag erlaubt es uns, relativ komfortabel durch das Leben zu gehen: Wir verwenden Fernbedienungen, bekommen unsere Einkäufe geliefert und fahren selbst kurze Strecken mit dem Auto. Die Notwendigkeit, körperliche Arbeiten zu leisten, ist in der Regel gering.

Unser Körper ist jedoch auf eine aktive Lebensweise angewiesen. Ausreichende Aktivität hat eine wesentliche Bedeutung, um Mobilität und Gesundheit zu erhalten. Eine gute körperliche Fitness ist wichtig, um den Alltag selbständig zu meistern und Risiken vorzubeugen. Einen hohen Stellenwert haben dabei Gleichgewicht und Muskelkraft. Aufgrund unserer Lebensbedingungen werden diese Funktionen oft (zu) wenig gefordert. Wenn wir dann in bestimmten Situationen gezwungen sind, unseren Körper über das gewohnte Maß hinaus zu gebrauchen, sind die Grenzen schnell erreicht. Jeder hat das schon erlebt: Ein unerwartetes Stolpern oder Ausrutschen bringt uns plötzlich aus dem Gleichgewicht. In solchen Fällen hilft eine gute körperliche Leistungsfähigkeit, Schlimmeres (z. B. einen Sturz) zu vermeiden. Solcherlei unerwünschte Ereignisse häufen sich leider mit zunehmendem Alter aufgrund altersbedingter körperlicher Abbauprozesse. Doch die erfreuliche Nachricht ist: Diesen kann man effektiv entgegenwirken! Insbesondere Gleichgewicht und Kraft sind bis ins hohe Alter sehr gut trainierbar. Allerdings ist hierfür regelmäßiges, gezieltes Üben notwendig – und das kommt oftmals zu kurz.

Genau hier setzt das LiFE Konzept an. Es zeigt Ihnen einen einfachen Weg, wie Sie regelmäßiges Kraft- und Gleichgewichtstraining in Ihren Alltag einbauen und zudem Ihre körperliche Aktivität unkompliziert steigern können. Im Gegensatz zu herkömmlichen Sportprogrammen (z. B. Übungen an Geräten im Fitnessstudio) funktioniert LiFE anders: Sie integrieren Kraft- und Gleichgewichtsübungen in alltägliche Handlungen, Bewegungen und Aufgaben. Ein großer Vorteil ist, dass Sie hierfür weder aufwändige Ausrüstung benötigen noch zusätzliche Zeit für das Training einplanen müssen. Das einfache wie effektive Prinzip lautet: Je mehr Sie Ihr Gleichgewicht und Ihre Kraft im Alltag beanspruchen, desto besser erhalten Sie diese Fähigkeiten und damit verbundene Funktionen.

Der Mensch ist ein „Gewohnheitstier". Damit Sie die LiFE Übungen verinnerlichen, benötigen Sie insbesondere zu Beginn gut ausgewählte Situationen und typische alltägliche Handlungen, mit denen Sie die Übungen verbinden, um aus den täglichen Kraft- und Gleichgewichtsübungen eine feste Routine entstehen zu lassen. Seien Sie versichert, dass sich das regelmäßige praktische Üben auszahlen wird. Über die Wochen werden Ihnen die Übungen immer leichter fallen und zum Bestandteil Ihrer Alltagsroutine werden.

LiFE ist flexibel und kann jedem Lebensstil angepasst werden – ein Pluspunkt, der dieses Programm nach unserer Auffassung sehr attraktiv macht. Das Training ist nach verschiedenen Schwierigkeitsgraden gegliedert, sodass für jeden die passende Übung dabei ist und je nach persönlichem Fortschritt individuell gesteigert werden kann. Sie können die Übungen zu jeder Gelegenheit einbauen, egal ob bei täglichen Aufgaben, im Haushalt oder im Urlaub.

Das vorliegende Buch ermöglicht es Ihnen, direkt mit dem LiFE Programm zu beginnen. Sie finden umfassende Übungsbeschreibungen, Bilder und Videos sowie zahlreiche Hilfestellungen, Tipps und Tricks, um das Programm erfolgreich durchzuführen. Lesen Sie vor Beginn die Informationen zu den Vorsichtsmaßnahmen in Abschn. 1.2. Legen Sie außerdem beim Lesen besonderes Augenmerk auf die Sicherheitshinweise zu den jeweiligen Übungen, welche am Ende jeder Übungsbeschreibung grafisch vom restlichen Text abgehoben sind.

Am RBK und am NAR werden zudem spezielle LiFE Trainer ausgebildet, die das Programm professionell anleiten und Ihnen ggf. Hilfestellung bei der Übungswahl oder bei aufkommenden Fragen geben können. Für Trainer existiert ein gesondertes englischsprachiges Handbuch („Trainers Manual", s. Literatur), welches Ende 2018 ebenfalls in deutscher Sprache erhältlich sein wird. Sollten Sie Interesse an der Zusammenarbeit mit einem Trainer haben, so können Sie sich an die Kontaktadresse im Impressum wenden.

Wir wünschen Ihnen viel Spaß mit dem LiFE Programm!

Heidelberg, im Frühjahr 2018   Dr. Michael Schwenk und
                                             Prof. Clemens Becker

Danksagung

Wir bedanken uns bei **Carolin Barz, Anita Bundy, Dr. Carl-Philipp Jansen, Michaela Kohler, Franziska Kramer, Sarah Labudek, Dr. Stefanie Mikolaizak, Corinna Nerz, Trish O´Loughlin, Michaela Weber** und den anderen Therapeuten des LiFE Forschungsprojekts für ihren Beitrag bei der Entwicklung und Übersetzung der Übungsanleitung.

Die diesem Buch zugrundeliegenden Forschungsprojekte zu LiFE wurden mit Mitteln des Bundesministeriums für Bildung und Forschung (Projekt: LiFE-is-LiFE, Förderkennzeichen 01GL1705A, www.life-alltags-übungen.de), der Europäischen Union (Projekt: PreventIT Horizon 2020, Förderkennzeichen 689238, www.preventit.eu) und des National Health & Medical Research Project Grant Australia (Förderkennzeichen 402682) gefördert. Die Verantwortung für den Inhalt dieses Buches liegt bei den Autoren.

Inhaltsverzeichnis

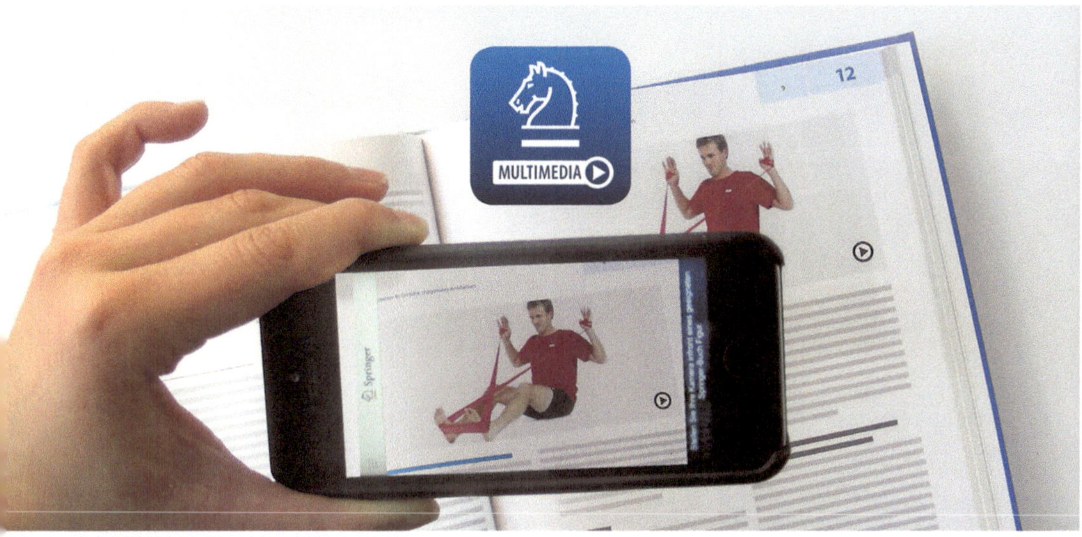

Die Springer Multimedia App

Videos und mehr mit einem „Klick" kostenlos auf's Smartphone und Tablet

- Zu diesem Buch gibt es Zusatzmaterial online, das Sie mit der Springer Multimedia App erleben können.*

- Achten Sie dafür im Buch auf Abbildungen, die mit dem Play Button ▶ markiert sind.

- Springer Multimedia App aus einem der App Stores (Apple oder Google) laden und öffnen.

- Smartphone auf die Abbildungen mit dem Play Button ▶ halten und los geht's

Kostenlos zum Download!

* Hinweis: Bei den über die App angebotenen Zusatzmaterialien handelt es sich um digitales Anschauungsmaterial und sonstige Informationen, die die Inhalte dieses Buches ergänzen. Zum Zeitpunkt der Veröffentlichung des Buches waren sämtliche Zusatzmaterialien über die App abrufbar. Da die Zusatzmaterialien jedoch nicht ausschließlich über verlagseigene Server bereitgestellt werden, sondern zum Teil auch Verweise auf von Dritten bereitgestellte Inhalte aufgenommen wurden, kann nicht ausgeschlossen werden, dass einzelne Zusatzmaterialien zu einem späteren Zeitpunkt nicht mehr oder nicht mehr in der ursprünglichen Form abrufbar sind.

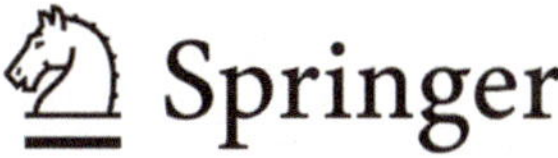

Über die Autoren

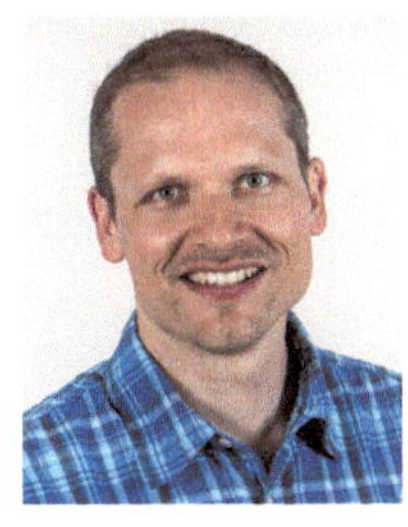

Dr. phil. Michael Schwenk ist Sportwissenschaftler und leitet die Arbeitsgruppe „Bewegung, körperliche Leistung und Gesundheit in der zweiten Lebenshälfte" am Netzwerk AlternsfoRschung (NAR) der Universität Heidelberg. Er entwickelt seit über 10 Jahren Bewegungs- und Trainingsprogramme für ältere Menschen, deren positive Wirkung auf alltagsrelevante motorische und kognitive Leistungen in zahlreichen wissenschaftlichen Untersuchungen belegt wurde. Ein wichtiges Ziel seiner Arbeit ist es, neu entwickelte Trainingskonzepte einer breiten Öffentlichkeit zugänglich zu machen. In diesem Kontext spielt die Integration von Übungen in den Alltag anhand des LiFE Konzepts eine zentrale Rolle.

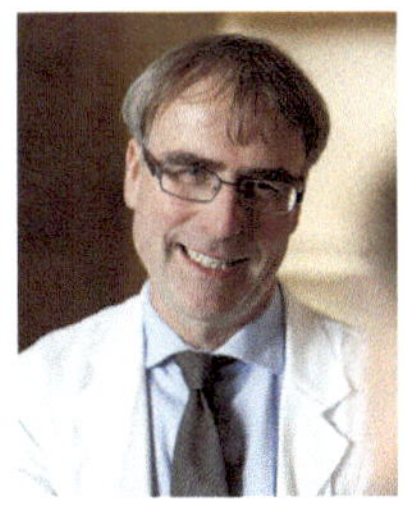

Prof. Dr. med. Clemens Becker Die Arbeitsgruppe von Prof. Becker arbeitet seit 20 Jahren an der Einführung und Evaluation von Programmen zur Sturzprävention und Bewegungsförderung von älteren Menschen. Dies betrifft die Prävention ebenso wie die Rehabilitation. Prof. Becker leitet die Bundesinitiative Sturzprävention seit ihrer Gründung im Jahr 2007. Mit Partnern aus der Wissenschaft, dem DOSB, DTB, DRK, Krankenkassen und anderen Nichtregierungsorganisationen werden neue

Programme diskutiert und gemeinsam verbreitet. Im engen Austausch mit weiteren Partnern in Europa, Nordamerika und Ozeanien werden immer wieder neue Ideen aufgegriffen. So kam auch 2013 der Kontakt zu Frau Prof. Clemson zustande.

1

Einleitung

Herzlich willkommen beim LiFE Programm. Mit LiFE werden Sie Ihren Alltag aktiver gestalten sowie Gleichgewicht und Kraft gezielt trainieren können.

Die Übungen tragen dazu bei, dass:

- Gehen leichter fällt und sicherer wird,
- Haushaltsaufgaben, wie z. B. Einkäufe tragen, leichter erledigt werden können,
- Hobbys wie Wandern, Vereinsaktivitäten oder Freunde besuchen bis ins hohe Alter möglich bleiben,
- Ihre Selbständigkeit erhalten bleibt,
- Ihr Sturzrisiko sinkt,
- Sie sich besser fühlen und im Alltag aktiver sind.

Das LiFE Konzept zielt darauf ab, Ihren Lebensstil zu verändern. Es wird Ihnen helfen, Ihre täglichen Aktivitäten so zu modifizieren, dass Sie dabei Ihre Kraft und Ihr Gleichgewicht effektiv trainieren.

Um Ihren Lebensstil zu umzugestalten, gilt es zunächst genau zu überlegen und zu beobachten, *was* Sie im Alltag tun und *wie* Sie es tun. Bereits dann werden Sie feststellen, dass es viele Möglichkeiten gibt, um Kraft- und Gleichgewichtsübungen in den Alltag zu integrieren. Darüber hinaus werden Sie mit der Zeit weitere Gelegenheiten erkennen, die zum Aktivsein einladen, z. B. die Treppe zu nutzen, statt mit der Rolltreppe zu fahren.

Sie werden lernen, dass Ihr Alltag und Ihre täglichen Aufgaben eine Vielzahl von Möglichkeiten bieten, Ihr Gleichgewicht und Ihre Kraft zu

© Springer-Verlag GmbH Deutschland, ein Teil von Springer Nature 2018
L. Clemson et al., *Aktiv und sicher durchs Leben mit dem LiFE Programm*,
https://doi.org/10.1007/978-3-662-56293-2_1

verbessern und körperlich aktiv zu sein. Seien Sie optimistisch und sehen Sie den Verbesserungen, die Sie durch das LiFE Programm in Ihrer Kraft und Ihrem Gleichgewicht spüren werden, positiv entgegen. Betrachten Sie das LiFE Programm als Möglichkeit, sich immer wieder auf spielerische Art und Weise selbst herauszufordern (Abb. 1.1). Es ist wichtig, dass sie Spaß am Training haben und Freude daran finden, sich immer wieder neue Aufgaben in Ihrem alltäglichen Umfeld zu suchen. So ist es wahrscheinlicher, dass Sie die Übungen langfristig durchführen. Außerdem geht mit Spaß doch alles ein bisschen leichter.

1.1   Die zentralen Punkte des LiFE Konzepts

- Sie lernen einfache, verständliche **Prinzipien** zur Verbesserung von Gleichgewicht und Muskelkraft sowie zur Steigerung Ihrer körperlichen Aktivität kennen. Sie erhalten eine Vielzahl von Beispielen, um diese Prinzipien im Alltag anzuwenden.
- Um Ihr Gleichgewicht zu verbessern, müssen Sie es immer wieder aufs Neue herausfordern. Sie werden lernen, den **Schwierigkeitsgrad der Übungen kontinuierlich zu steigern und an Ihren Fortschritt anzupassen.**
- Um Ihre Kraft zu verbessern, müssen Sie Ihre Muskeln wiederholt beanspruchen. Wir zeigen Ihnen einfache Wege, Ihre **Muskeln im Alltag mehr zu nutzen.**
- Sie erhalten eine Anleitung, wie Sie die Kraft- und Gleichgewichtsübungen zum festen Bestandteil Ihrer Alltagsroutine machen und so Ihre **Gewohnheiten ändern** können.
- Sie lernen, Ihre Bewegungen im Alltag zu beobachten. Vielleicht werden Sie feststellen, dass Sie sich häufiger mit den Händen festhalten müssen, um nicht aus dem Gleichgewicht zu geraten. Oder dass Sie Anstrengungen vermeiden und z. B. den Aufzug statt der Treppe wählen. Wenn Sie Ihr Verhalten genau kennen, können Sie dieses gezielt beeinflussen und so Ihre körperliche Fitness verbessern. Sie werden überrascht sein, dass selbst kleine Veränderungen eine große und spürbare Wirkung zeigen.
- Sie werden aufgefordert, kreativ bei der aktiveren Gestaltung Ihres Alltags zu werden. Mit Ihren Ideen können Sie auch andere inspirieren.
- Durch regelmäßiges Üben erfahren Sie die Wirkung des Konzepts, und es wird Ihnen zunehmend leichter fallen, sich mehr zu bewegen.

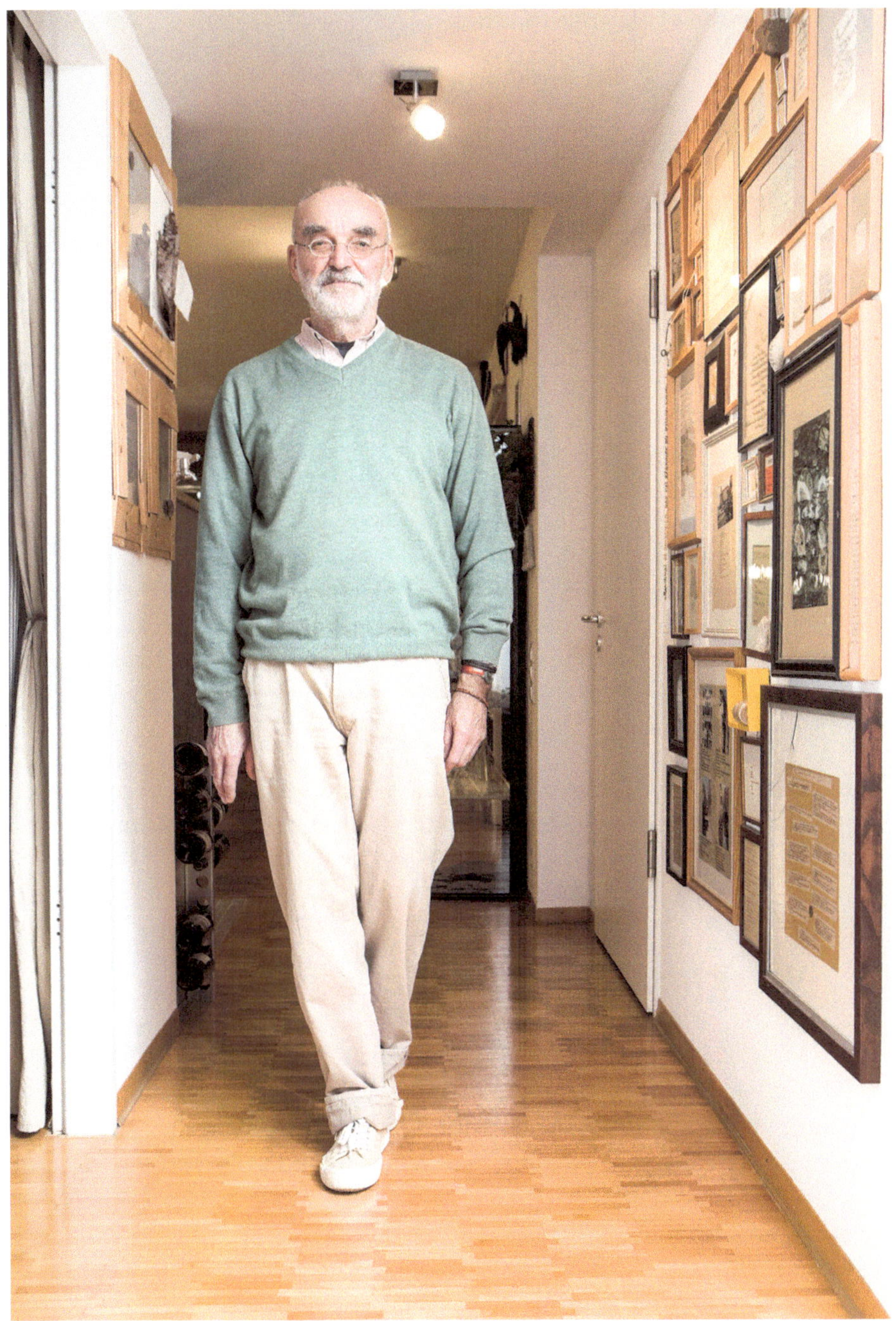

Abb. 1.1 „Der Tandemgang (Abschn. 3.2) war eine Herausforderung. Ich dachte, ich könnte diese Übung innerhalb einer Woche erlernen. Als ich mich jedoch nach einigen Wochen immer noch festhalten musste, wurde ich ungeduldig. Aber Übung macht bekanntlich den Meister, und jetzt klappt der Tandemgang schon sehr gut. Ich kann mittlerweile den Flur entlanggehen, ohne mich festzuhalten." (Herr Müller) (Mit freundlicher Genehmigung des EU-Projektes PreventIT)

Sicheres Gehen

Beobachten Sie einmal, wie Sie gehen. Im höheren Alter beginnen manche Menschen zu „schlurfen". Schlurfen und die Füße beim Gehen nicht richtig anzuheben erhöht jedoch die Gefahr zu stolpern. Wenn wir gehen, benötigen wir eine kräftige Fuß- und Beinmuskulatur für einen sicheren und stabilen Gang. Beim Gehen sollten Sie beispielsweise versuchen, zuerst die Ferse aufzusetzen, über den Fuß abzurollen und sich dann mit den Zehen abzustoßen. Die LiFE Kraftübungen zielen auf die dafür benötigten Muskelgruppen ab.

Dieses Programm wird Sie darin unterstützen, Ihr Gangbild zu verbessern, damit Sie sich im Alltag sicher fortbewegen können. Die LiFE Kraftübungen fokussieren auf eine Kräftigung der für das Gehen wichtigen Fuß- und Beinmuskulatur ab. Die LiFE Gleichgewichtsübungen verbessern Ihr Gleichgewicht beim Gehen.

Viele Teilnehmer, die LiFE praktizieren, haben diese Effekte festgestellt, wie u. a. aus den beiden folgenden Erfahrungsberichten hervorgeht:

„Schlurfendes Gehen hat sich sicher angefühlt. Jetzt verstehe ich aber, dass Schlurfen nicht vor einem Sturz schützt. Es kann sogar dazu führen, dass ich stolpere, weil ich die Füße beim Gehen nicht richtig anhebe. Viel wichtiger ist, dass ich die notwendige Kraft in meinen Beinen habe, um richtig und sicher gehen zu können." (Frau Münzmeier)

„Als ich gesehen habe, wie ‚richtiges' Gehen aussieht, habe ich erkannt, dass mein Gehen sich verschlechtert hat. Zu Beginn des LiFE Programms wurde mir klar, dass meine Kraft in den Beinen erheblich abgebaut hat. Heute übe ich regelmäßig und mein Gang ist deutlich sicherer und kraftvoller." (Herr Abel)

1.2   Vorsichtsmaßnahmen

Körperliches Training bringt viele Vorteile mit sich und stößt Aufbauprozesse im Körper an. Manche Erscheinungen, wie z. B. Muskelkater, sind bei Aufnahme des Trainings normal. Andere sind nicht wünschenswert. Wenn Sie unsicher sind, sollten Sie Ihren Hausarzt oder Therapeuten kontaktieren.

Muskelkater durch das Training

Gerade zu Beginn des Trainings oder wenn Sie besonders viele Übungen gemacht haben, kann Muskelkater die Folge sein. Dies ist zwar kein wünschenswerter, aber dennoch ein relativ normaler Vorgang und hat zur Folge, dass Ihre Muskeln anschließend kräftiger werden. Muskelkater hat seinen Höhepunkt in der Regel 1–2 Tage nach dem Training, also seien Sie nicht überrascht, wenn Sie erst am nächsten Tag Ihre Muskeln spüren. Mit der Zeit und mit regelmäßigem Training sollten Sie seltener Muskelkater bekommen.

Bitte denken Sie daran, dass Ihre Muskeln trotzdem stärker werden und das LiFE Programm effektiv ist, auch wenn Sie keinen Muskelkater nach dem Training haben. In manchen Fällen kann man Muskelkater nicht vermeiden, aber Sie können die Wahrscheinlichkeit reduzieren, indem Sie das Programm behutsam starten und die Übungen langsam steigern. Außerdem helfen leichtes Gehen, Schwimmen oder auch Radfahren dabei, den Muskelkater-Heilungsprozess zu unterstützen.

Wenn Sie beim Trainieren einen plötzlichen Schmerz in den Muskeln oder Gelenken verspüren, sollten Sie die Übung beenden und Ihren Arzt oder Therapeuten kontaktieren.

Symptome, bei welchen Sie das Training abbrechen sollten

Beenden Sie das Training und kontaktieren Sie Ihren Hausarzt bei

- Schmerzen in der Brust,
- Schwindel,
- starker Kurzatmigkeit,
- deutlichem Schmerzanstieg in Muskeln oder Gelenken,
- allen anderen Symptomen, die Ihnen Sorgen bereiten.

Tagesformabhängige Schwankungen

Wenn Sie mit dem Training beginnen, werden Sie eventuell feststellen, dass nicht jeder Tag gleich ist. An einem Tag klappt der Einbeinstand schon sehr gut, an einem anderen Tag müssen Sie sich trotz 3 Wochen intensiven Trainings wieder festhalten. Oder Sie haben gestern noch Kniebeugen bis hin zu einer 90°-Beugung geschafft und heute kommen Sie kaum aus Ihrem Sessel hoch. Lassen Sie sich dadurch nicht demotivieren. Es ist normal, tagesformabhängige Schwankungen zu haben. Wie gut Ihnen eine Übung gelingt, hängt nicht nur von Ihrem Leistungsstand ab, sondern auch davon, was Sie am Tag zuvor gemacht haben, wie Sie geschlafen haben und wie konzentriert Sie im jeweiligen Moment sind.

2

Verändern Sie Ihren Alltag mit dem LiFE Konzept

Das LiFE Programm zeigt Ihnen einen einfachen Weg auf, Kraft- und Gleichgewichtsübungen in Ihre persönliche Alltagsroutine zu integrieren und Ihren allgemeinen Bewegungsumfang zu erhöhen. Der Schlüssel zum Erfolg ist, alltägliche Bewegungsabläufe so zu verändern, dass Sie währenddessen Ihre Kraft und Ihr Gleichgewicht trainieren. Das Training läuft irgendwann von selbst, und Sie müssen nicht mehr darüber nachdenken, wie Sie Alltagssituationen optimal zu Gunsten Ihrer Gesundheit gestalten können.

Es ist nicht immer leicht, Gewohnheiten und die Art, wie wir alltägliche Dinge verrichten, zu verändern. An dieser Stelle erhalten Sie daher einige Tipps und Tricks, die Ihnen helfen sollen, Ihre Gewohnheiten dauerhaft zu ändern und die Übungen langfristig in Ihren Alltag zu integrieren.

Es gibt keine „magische Zahl", welche vorgibt, wie viele Wiederholungen Sie benötigen werden, damit die Übungen ein Teil Ihrer Gewohnheit werden. Machen Sie sich daher keine Sorgen, wenn Sie etwas länger dafür benötigen, bis Sie die Übungen automatisch im Alltag abrufen können.

Wichtig ist: Beginnen Sie zunächst mit wenigen Übungen und führen Sie diese regelmäßig in bestimmten Situationen durch. Sobald Ihnen dies gelingt, können Sie weitere Übungen hinzufügen.

Vielleicht benötigen Sie einige Erinnerungshilfen, um an die Übungen zu denken. So kann es beispielsweise helfen, genau aufzuschreiben, wann und wo Sie eine LiFE Übung durchführen möchten. Im Anhang dieses Buches finden Sie dazu einen Übungskalender. Im Folgenden erhalten Sie weitere Erinnerungshilfen und Tipps.

© Springer-Verlag GmbH Deutschland, ein Teil von Springer Nature 2018
L. Clemson et al., *Aktiv und sicher durchs Leben mit dem LiFE Programm*,
https://doi.org/10.1007/978-3-662-56293-2_2

2.1 Erinnerungshilfen und Gedächtnisstützen

Hier sind einige Tipps, die Ihnen helfen, vor allem zu Beginn an Ihre Übungen zu denken.

2.1.1 Schaffen Sie Verknüpfungen

Verknüpfen Sie die Gleichgewichts- und Kraftübungen mit regelmäßigen Alltagsaufgaben. Die gewählten Aufgaben werden so zur Gedächtnisstütze.

- Der Abwasch erinnert Sie beispielsweise daran, den Einbeinstand durchzuführen (vgl. Übungsanleitung „Einbeinstand", Abschn. 3.2.3).
- Das Zähneputzen könnte Sie z. B. an die Gewichtsverlagerung erinnern (vgl. Übungsanleitung „Gewichtsverlagerung", Abschn. 3.2.4 und Abschn. 3.2.5).
- Beim Wasserkochen am Morgen denken Sie beispielsweise daran, den Tandemstand in der Küche durchzuführen (vgl. Übungsanleitung „Tandemstand", Abschn. 3.2.1).

Wenn Sie die Ausführung der Übungen häufig vergessen, machen Sie sich zunächst Notizen. Ein kleiner Zettel am Badezimmerspiegel oder an der Spüle kann Sie erinnern und zugleich motivieren.

2.1.2 Verändern Sie Ihr Umfeld

In der Regel versuchen wir unser Zuhause so zu organisieren, dass unser Leben möglichst einfach und bequem ist. Dinge, die wir häufig nutzen, platzieren wir so, dass wir sie schnell und einfach erreichen. Im Rahmen des LiFE Konzepts möchten wir Sie dazu anregen, Ihr Umfeld so zu verändern, dass sich möglichst viele Gelegenheiten für ein Kraft- und Gleichgewichtstraining ergeben.

Verändern Sie z. B. Aufbewahrungsorte von Gegenständen (Abb. 2.1):

- Platzieren Sie das Geschirrspülmittel in einem tiefen Regal und beugen Sie die Knie, um es hervorzuholen.
- Stellen Sie die Wäscheklammern auf den Boden und beugen Sie die Knie, um eine Wäscheklammer herauszunehmen.
- Stellen Sie Ihre Töpfe und Schüsseln in ein hohes Fach und gehen Sie auf die Zehenspitzen, um diese herauszuholen.

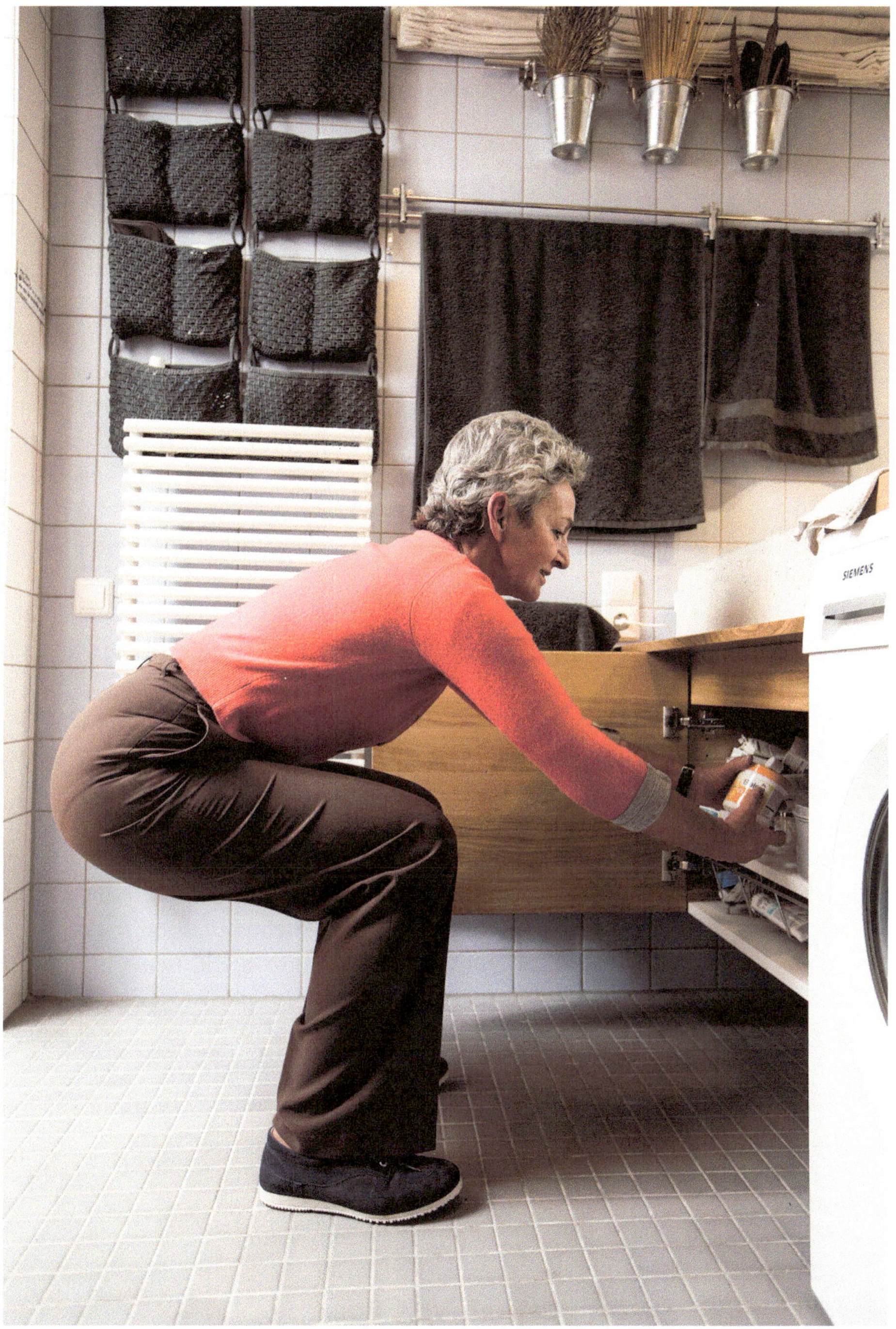

Abb. 2.1 „Ich habe versucht, die Anzahl der Kniebeugen im Alltag zu erhöhen. Dies ist mir gelungen, indem ich die Zahnpasta unter dem Waschbecken platziert habe. Nun beuge ich jedes Mal die Knie, um an die Tube zu gelangen." (Frau Schumann) (Mit freundlicher Genehmigung des EU-Projektes PreventIT)

2.1.3 Verändern Sie Ihr Bewegungsverhalten

In der Regel versuchen wir, unser Leben möglichst effizient zu gestalten. Um zusätzliche Gehstrecken zu vermeiden, tragen wir alle Einkäufe auf einmal in die Wohnung. Um Zeit zu sparen, nutzen wir auch für kurze Wege das Auto oder öffentliche Verkehrsmittel, anstatt zu Fuß zu gehen. Und wenn wir zur Apotheke gehen, wählen wir die kürzeste Route. Im Rahmen dieses Programms möchten wir Sie dazu anregen, Ihr tägliches Bewegungsverhalten umzugestalten. Sehen Sie Treppen oder längere Gehstrecken nicht als Hindernis an, sondern als Gelegenheit, Ihre Ausdauer zu verbessern und Ihre Kraft und Ihr Gleichgewicht zu trainieren. Wissenschaftliche Studien zeigen, dass selbst kleine Änderungen im Alltag einen hohen gesundheitlichen Nutzen haben können.

Verändern Sie die Art, wie Sie Dinge im Alltag erledigen. Hier einige Beispiele:

- Gehen Sie mehrmals die Treppe hoch, anstatt alle Einkäufe auf einmal hochzutragen.
- Gehen Sie zu Fuß zum Einkaufen, anstatt mit dem Auto zu fahren.
- Wenn Sie mit dem Auto fahren müssen, parken Sie Ihr Auto etwas weiter weg und gehen Sie ein Stück zu Fuß.
- Wenn Sie den Bus- oder Bahnverkehr nutzen, dann steigen Sie eine Haltestelle früher aus und gehen Sie den restlichen Weg zu Fuß.
- Gehen Sie bewusst eine etwas längere Route, z. B. wenn Sie Freunde besuchen oder alltägliche Dinge erledigen. Sie tun nicht nur Ihrer Gesundheit etwas Gutes, sondern entdecken möglicherweise auch neue Dinge auf Ihrem Weg.
- Legen Sie die Fernbedienung am Fernseher ab, sodass Sie jedes Mal aufstehen müssen, wenn Sie das Programm umschalten möchten.
- Stehen Sie während der Werbepause auf und gehen Sie z. B. in die Küche, um sich ein Glas Wasser zu holen.
- Telefonieren Sie im Stehen oder führen Sie Ihre Gleichgewichtsübungen währenddessen durch (Abb. 2.2).

2.1.4 Finden Sie Ihre persönliche Routine

Eigene Ideen werden Ihnen helfen, die Übungen effektiv in Ihren Alltag zu integrieren. Ein Trainer oder Therapeut kann Sie zusätzlich dabei unterstützen. Sie sollten aber versuchen, Ihre ganz persönlichen Ideen umzusetzen.

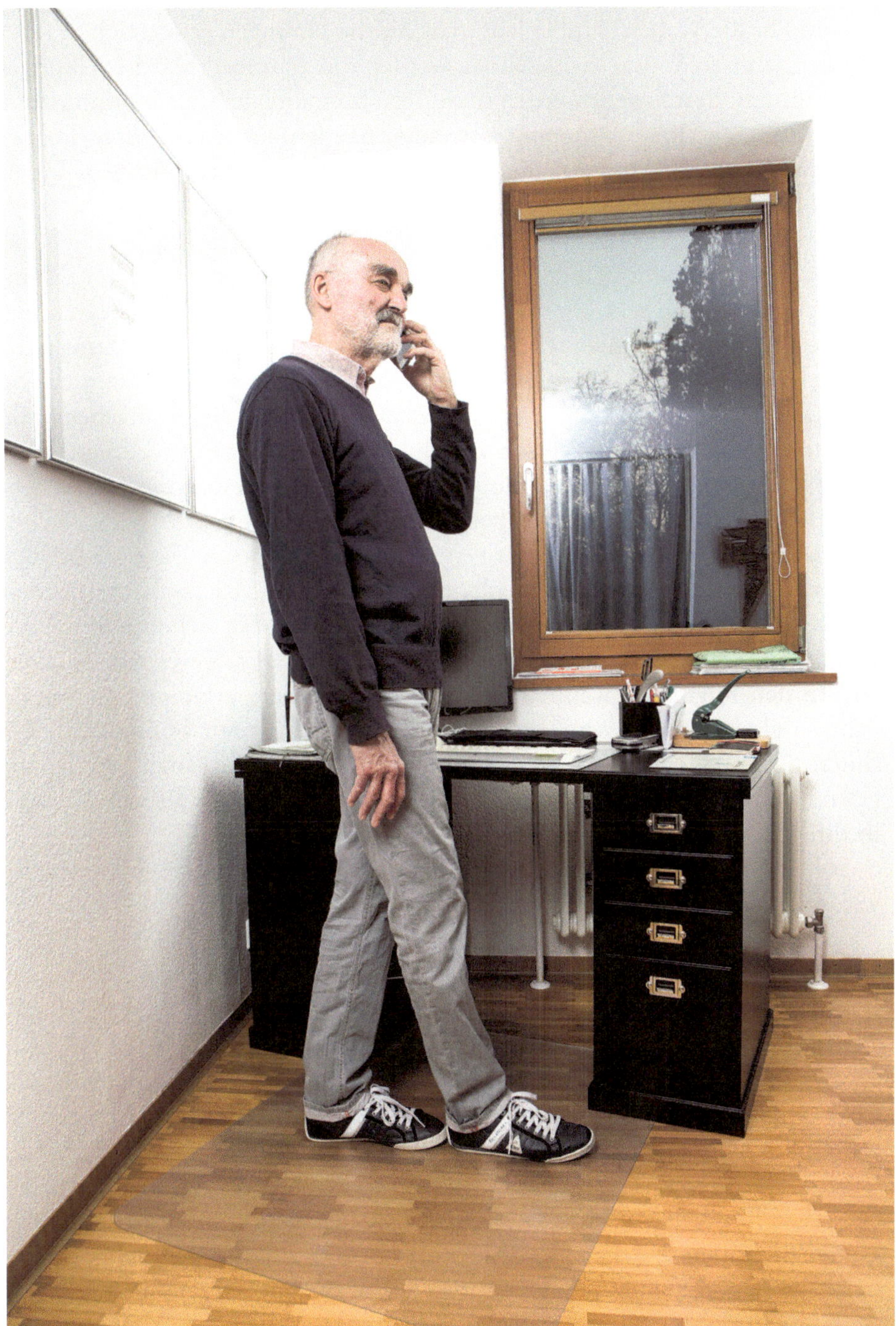

Abb. 2.2   Tandemstand zum Gleichgewichtstraining beim Telefonieren (Mit freundlicher Genehmigung des EU-Projektes PreventIT)

Das erhöht die Wahrscheinlichkeit, dass Sie die Übungen erfolgreich in Ihren Alltag integrieren und beibehalten werden. Je häufiger Sie die Übungen durchführen, desto mehr werden diese Teil Ihrer alltäglichen Gewohnheiten.

Im Rahmen dieses Programms werden Sie lernen, Ihren Alltag körperlich anspruchsvoller zu gestalten. Gleichzeitig sollen alle Übungen zu Ihnen, Ihrem Lebensstil und Ihren eigenen Zielen passen.

So wie Ihre Tagesform schwanken wird, so werden auch Ihre Wochen und Monate unterschiedlich gestaltet sein. Feiertage, Urlaube oder Besuch zu Hause müssen kein Grund sein, Ihr Übungsprogramm zu unterbrechen. Auch unterwegs ergeben sich Möglichkeiten, um Kraft- und Gleichgewichtsübungen im Alltag durchzuführen. Sie können z. B. Ihre Gleichgewichtsübung, die Sie beim Zähneputzen durchführen, problemlos auch im Urlaub machen. Eine Stadttour ist eine ideale Gelegenheit, um längere Strecken zu Fuß zu gehen und dabei gleichzeitig Ihren Urlaubsort zu erkunden. Bleiben Sie flexibel. Das LiFE Konzept passt zu jedem Lebensstil.

Lassen Sie sich nicht entmutigen, wenn Sie ein paar Tage nicht dazu kommen, Ihre Übungen wie geplant durchzuführen. Rückschritte gehören bei einer Veränderung immer dazu. Wenn Sie aber schon einmal die Übung ausgeführt haben, können Sie sicher sein, dass Sie es wieder schaffen! In den folgenden Kapiteln werden Sie außerdem erfahren, wie Sie die Schwierigkeitsgrade Ihrer Übungen wieder zurückstufen können. So fällt Ihnen der Wiedereinstieg leichter und Sie werden schon bald wieder wie gewohnt alle Kraft- und Gleichgewichtsübungen sowie körperliche Aktivität in Ihren Alltag integrieren können.

Sollten Sie Bedenken haben, nach längerer Krankheit oder einer Verletzung wieder einzusteigen, so sprechen Sie bitte mit Ihrem Arzt.

2.2   Notieren Sie Ihre Übungen

Zu Beginn des Programms kann es schwierig sein, an die Übungen zu denken. Eine hilfreiche Methode ist es, genau aufzuschreiben, welche Übungen Sie durchführen möchten und welche Übungen Sie dann tatsächlich gemacht haben. Wenn Sie Ihre geplanten Übungen aufschreiben, wird das Programm für Sie verbindlicher und auch persönlicher. Indem Sie Ihre durchgeführten Übungen notieren, sehen Sie Ihre Fortschritte. Wissenschaftliche Studien haben gezeigt, dass konkrete Pläne, die an eine alltägliche Handlung geknüpft sind, Ihnen dabei helfen können, die Übungen tatsächlich durchzuführen. Ein solcher Satz wäre beispielsweise „Immer, wenn ich mir die Zähne putze, dann übe ich den Einbeinstand/übe ich, auf den Zehenspitzen zu stehen".

Um Ihnen das Aufschreiben der Übungen zu erleichtern, wurden für das LiFE Konzept einige unterstützende Dokumente entwickelt.

In Kap. 3–5 sind alle LiFE Gleichgewichts- und Kraftübungen sowie Übungen zur Steigerung der körperlichen Aktivität aufgeführt. Dort können Sie notieren, bei welcher Alltagsaufgabe Sie die Übung durchführen möchten.

Der Übungskalender im Anhang erlaubt Ihnen eine konkrete Planung, *welche* Übungen Sie *wann* und *wo* durchführen möchten. Zudem können Sie notieren, wie oft Sie geübt haben. Gerade zu Beginn des Programms kann es hilfreich sein, die einzelnen durchgeführten Übungen zu zählen. Damit gelingt es Ihnen, sich schrittweise zu steigern.

Zumindest in den ersten Wochen sind die unterstützenden Dokumente eine gute Möglichkeit, sich selbst an das regelmäßige Üben zu erinnern.

Wenn Sie sich bei Übungen unsicher sind, so besprechen Sie diese zunächst mit einem ausgebildeten Trainer oder Therapeuten.

3

Gleichgewichtstraining

Um im Gleichgewicht zu bleiben, muss das Gehirn Informationen Ihrer Muskeln, Gelenke und Augen verarbeiten. Wenn man vom Gleichgewicht spricht, muss man zwischen zwei unterschiedlichen Arten unterscheiden. Es gibt zum einen das statische Gleichgewicht (wenn Sie ruhig, ohne Ortswechsel stehen) und zum anderen das dynamische Gleichgewicht (wenn Sie sich bewegen).

Wichtig ist: Das Gleichgewicht kann durch gezieltes Üben bis ins hohe Alter erhalten und auch verbessert werden. Regelmäßiges Gleichgewichtstraining hilft Ihnen, sicher und schnell zu reagieren, wenn Sie etwas aus der Balance bringt. So können Sie im Alltag aktiver sein und gleichzeitig Ihr Sturzrisiko senken. Wissenschaftliche Studien haben gezeigt, dass durch ein gutes Gleichgewicht Stürze effektiv verhindert werden können.

Beim Gleichgewichtstraining gilt die einfache Devise: **Je häufiger, desto besser**. Das ist vergleichbar mit dem Lernen eines Instruments: Nur durch regelmäßiges Üben werden die Bewegungen zur Routine und fehlerfrei in der Durchführung. Mit der Zeit werden Sie Ihre Gleichgewichtsübungen automatisch ohne besondere Beteiligung des Bewusstseins beherrschen. Wenn Ihr Gleichgewicht gut erhalten ist, gelingt es Ihnen, in überraschenden

Elektronisches Zusatzmaterial: Die Online-Version für das Kapitel (https://doi.org/10.1007/978-3-662-56293-2_3) enthält Zusatzmaterial, das berechtigten Benutzern zur Verfügung steht. Oder laden Sie sich zum Streamen der Videos die „Springer Multimedia App" aus dem iOS- oder Android-App-Store und scannen Sie die Abbildung, die den „Playbutton" enthält

Situationen sicher und gekonnt zu reagieren. Beispielsweise können Sie sicher stehen bleiben, wenn der Bus oder die Bahn plötzlich anhält, oder Sie stürzen nicht, wenn Sie versehentlich mit jemandem in der Fußgängerzone zusammenstoßen.

3.1   LiFE Prinzipien des Gleichgewichtstrainings

Das Gleichgewicht verbessert sich nur dann, wenn Ihr Gleichgewichtssystem herausgefordert wird und die Übungen deshalb entsprechend anspruchsvoll gestaltet sind. Mit den folgenden Prinzipien können Sie sehr einfach und effektiv Ihr Gleichgewicht trainieren.

Die Prinzipien zur Verbesserung des Gleichgewichts lauten:

- die Unterstützungsfläche verkleinern,
- das Gewicht verlagern bis an die Grenzen der Stabilität,
- über Gegenstände steigen.

3.1.1 Die Unterstützungsfläche verkleinern

Im Stehen bilden Ihre Füße und alle Körperteile, die Kontakt zum Boden oder etwas anderem haben (z. B. Ihre Hand), Ihre Unterstützungsfläche. Je breiter Sie stehen und umso weiter Ihre Füße auseinander stehen, desto größer ist Ihre Unterstützungsfläche. Ihr Stand ist dadurch stabil und Ihr Gleichgewichtssinn nur wenig gefordert. Wenn Sie die Füße enger zusammenstellen (z. B. parallel nebeneinander oder direkt voreinander), wird

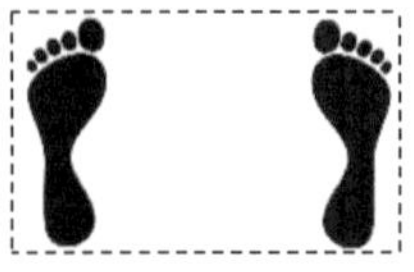

Zweibeinstand mit großer Unterstützungsfläche

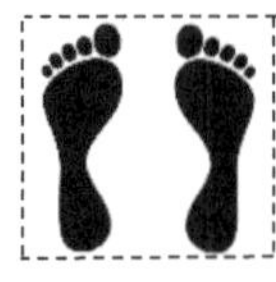

Zweibeinstand mit normaler Unterstützungsfläche

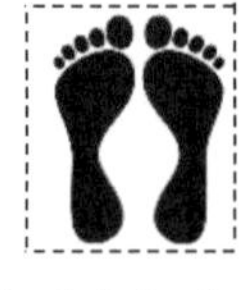

Zweibeinstand mit kleiner Unterstützungsfläche

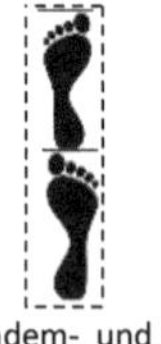

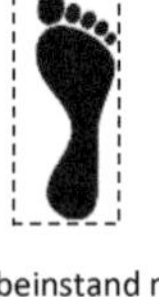

Tandem- und Einbeinstand mit sehr kleiner Unterstützungsfläche

Abb. 3.1   Je kleiner die Unterstützungsfläche, desto größer die Gleichgewichtsanforderung

Ihre Unterstützungsfläche kleiner. Ihr Gleichgewicht wird nun mehr gefordert (Abb. 3.1). Mit diesem einfachen Prinzip können Sie Ihren persönlichen Schwierigkeitsgrad beim Üben finden und anpassen. So können Sie Ihr Gleichgewicht sowohl im Stehen als auch im Gehen fordern.

3.1.2 Das Gewicht verlagern bis an die Grenzen der Stabilität

Im Alltag müssen wir unser Körpergewicht häufig verlagern. Beispielsweise müssen wir uns nach vorne lehnen können, um etwas aufzuheben, ohne dabei das Gleichgewicht zu verlieren. Wenn Sie die Gewichtsverlagerung sicher beherrschen, gelingen Ihnen Alltagstätigkeiten einfacher. Sie sollten die Gewichtsverlagerung daher regelmäßig trainieren. Es geht darum, sich gezielt an die Grenzen der Stabilität zu bewegen (Abb. 3.2). Nur dann üben Sie

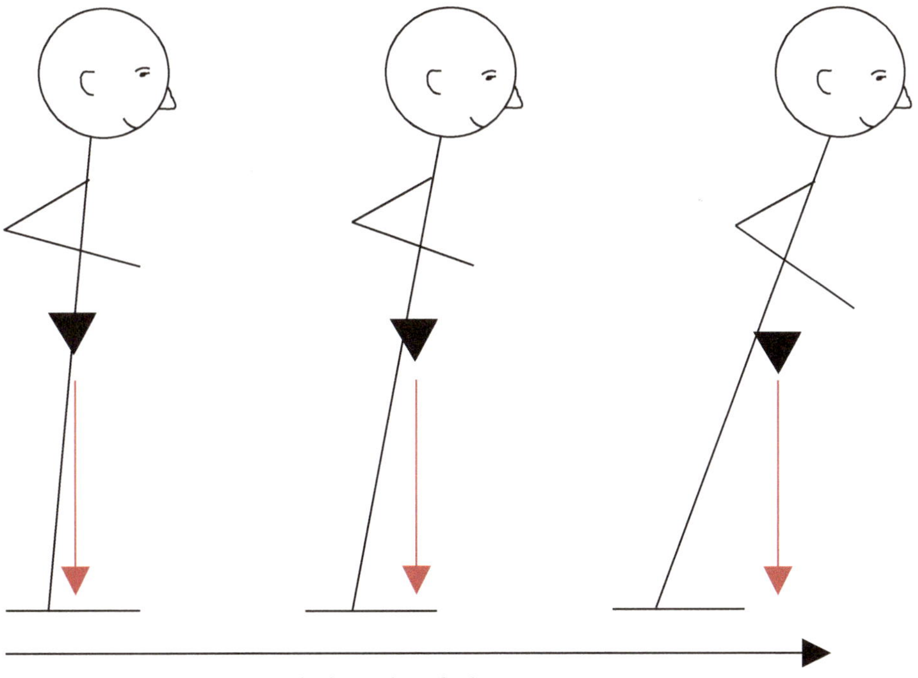

Abb. 3.2 Je weiter der Körperschwerpunkt (schwarzes Dreieck) nach vorne verlagert wird, desto größer ist die Gleichgewichtsanforderung

effektiv. Im Alltag werden Sie dadurch sicherer und halten Ihr Gleichgewicht auch in schwierigen Situationen.

3.1.3 Über Gegenstände steigen

In der Umwelt gibt es Gegenstände, Stufen und Hindernisse wie z. B. Bordsteine oder Baumwurzeln auf einem Waldweg, welche überstiegen werden müssen. Dies kann eine besondere Herausforderung für Ihr Gleichgewichtssystem darstellen, denn kurzfristig müssen Sie beim Übersteigen auf einem Bein stehen (Abb. 3.3). Sie sollten im Alltag regelmäßig über Gegenstände steigen, um diese wichtige Fähigkeit zu erhalten. Dies wird Ihnen helfen, sich sicher und mit Selbstvertrauen durch Ihre Umgebung zu bewegen. Sie sollten in der Lage sein, Gegenstände und Hindernisse vorwärts, rückwärts und seitwärts zu übersteigen.

Im Folgenden werden Sie einige Gleichgewichtsübungen kennenlernen, in welchen die soeben vorgestellten Prinzipien praktisch umgesetzt werden.

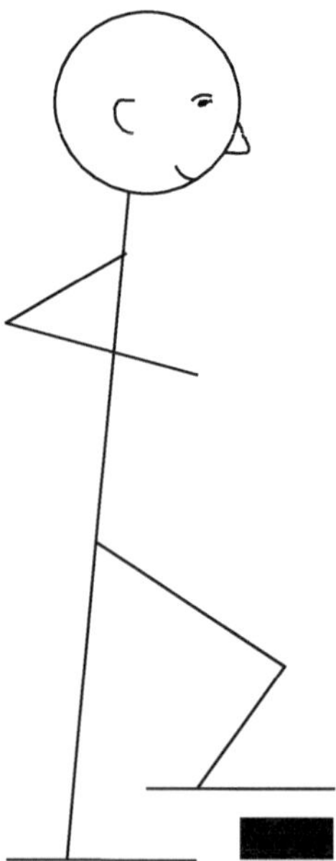

Abb. 3.3 Das Übersteigen von Gegenständen schult die Fähigkeit, auf einem Bein zu stehen und dabei das Gleichgewicht zu halten

3.2   LiFE Gleichgewichtsübungen

Um die in Abschn. 3.1 dargestellten Prinzipien des Gleichgewichtstrainings in dem Alltag zu integrieren, wurden für das LiFE Programm sieben Gleichgewichtsübungen entwickelt:

- Tandemstand,
- Tandemgang,
- Einbeinstand,
- Gewichtsverlagerung nach vorne und hinten,
- Gewichtsverlagerung nach rechts und links,
- Über Gegenstände steigen – vorwärts und rückwärts,
- Über Gegenstände steigen – seitwärts.

Die Gleichgewichtsübungen werden im Folgenden anhand ausführlicher Anleitungen, Bilder und Tipps erklärt. Zudem erhalten Sie Anregungen, wie Sie die Übungen in Ihren Alltag integrieren können.

Sie sollten die Gleichgewichtsübungen während alltäglicher Bewegungen und Situationen durchführen. Hier einige Alltagssituationen, bei denen die Gleichgewichtsübungen durchgeführt werden können:

- tägliche Aktivitäten wie Anziehen oder Körperpflege,
- Haushaltsaktivitäten wie Kochen, Staubwischen, Putzen, Waschen, Gartenarbeit oder das Auto waschen,
- Freizeitaktivitäten wie Spazieren, Tanzen, Lesen oder Fernsehen.

3.2.1 Tandemstand

Indem Sie einen Fuß auf einer gedachten Linie vor den anderen stellen (Tandemstand, Abb. 3.4, Video 3.4), verkleinern Sie die Unterstützungsfläche. Dies fordert Ihr Gleichgewicht. Als Einsteiger sollten Sie etwas zum Festhalten in der Nähe haben (Abb. 3.5). Wenn Sie sich unsicher fühlen, stellen Sie die Füße etwas breiter (vgl. Erläuterungen dazu in Abschn. 3.1) und tasten Sie sich langsam an den Tandemstand heran. Sollte Ihnen die Übung sehr leicht fallen, dann verlagern Sie das Gewicht im Tandemstand vor und zurück, um so den Schwierigkeitsgrad der Übung zu steigern.

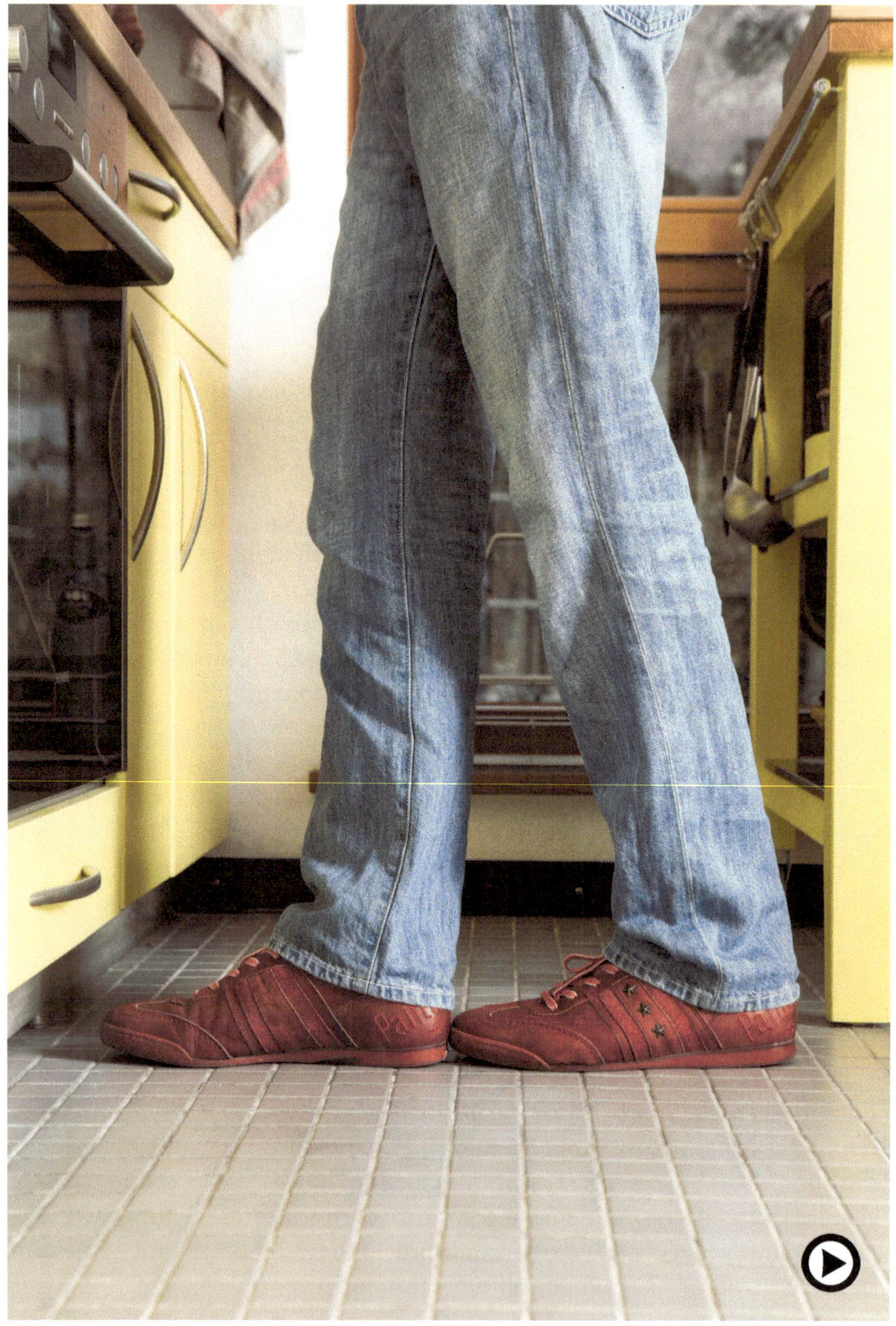

Abb. 3.4 Die richtige Fußposition beim Tandemstand (Video 3.4) (Mit freundlicher Genehmigung des EU-Projektes PreventIT) (https://doi.org/10.1007/000-1ny)

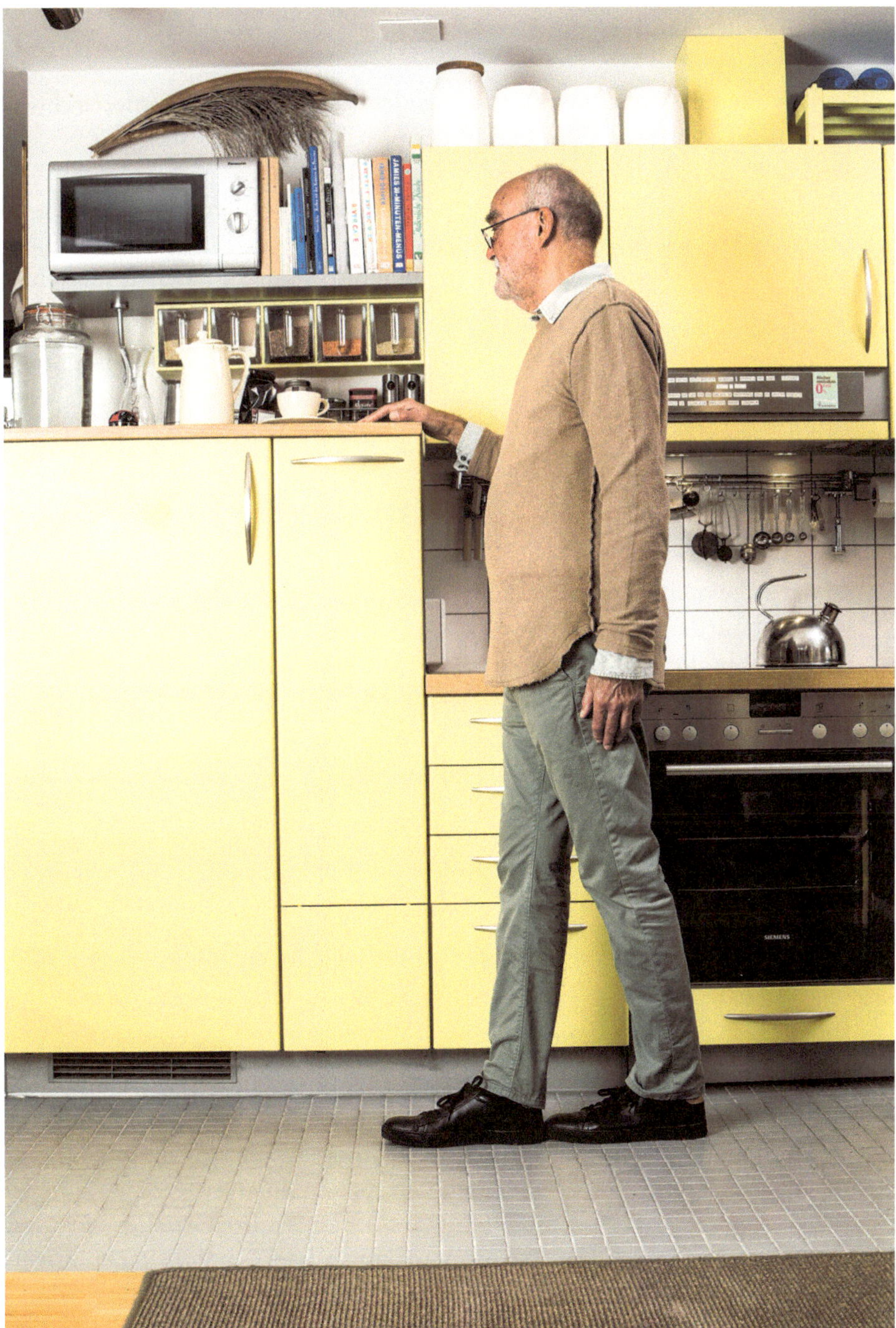

Abb. 3.5   Tandemstand mit Festhalten beim Teekochen. (Mit freundlicher Genehmigung des BMBF-Projektes LiFE-is-LiFE)

Anleitung zum Tandemstand

1. Stellen Sie die Füße direkt voreinander; die Ferse des vorderen Fußes berührt die Zehen des hinteren Fußes.
2. Stellen Sie Ihre Füße auf eine gedachte Linie.
3. Wechseln Sie nach einiger Zeit den vorderen und hinteren Fuß, sodass Sie beide Seiten gleichermaßen trainieren.
4. Versuchen Sie, das Gleichgewicht zu halten, während Sie sich festhalten; später können Sie ohne Unterstützung versuchen, das Gleichgewicht zu halten.

Mögliche Alltagsaktivitäten, bei welchen Sie den Tandemstand üben können
Machen Sie den Tandemstand

- an der Arbeitsplatte in der Küche,
- während Sie darauf warten, dass das Teewasser kocht,
- am Waschbecken im Badezimmer,
- während Sie Zähne putzen.

Weitere Vorschläge finden Sie in Abschn. 3.3.

Sicherheitshinweis

Vergewissern Sie sich, dass Sie etwas Stabiles zum Festhalten in der Nähe haben (z. B. die Arbeitsfläche in der Küche, ein Waschbecken oder den Einkaufswagen im Supermarkt). Sie können sich mit Ihren Händen, Knien, Hüften oder einem anderen Körperteil abstützen.

3.2.2 Tandemgang

Beim Tandemgang gehen Sie auf einer imaginären Linie wie ein Seiltänzer (Abb. 3.6, Video 3.6). Das bedeutet: Sie setzen einen Fuß genau vor den anderen (Abb. 3.7). Durch diese Übung können Sie Ihr Gleichgewicht verbessern. Bei der Durchführung werden bestehende Gangmuster aufgebrochen, was Ihnen dabei helfen kann, schneller wieder ins Gleichgewicht zu finden, sollten Sie einmal im Alltag aus dem Lot geraten.

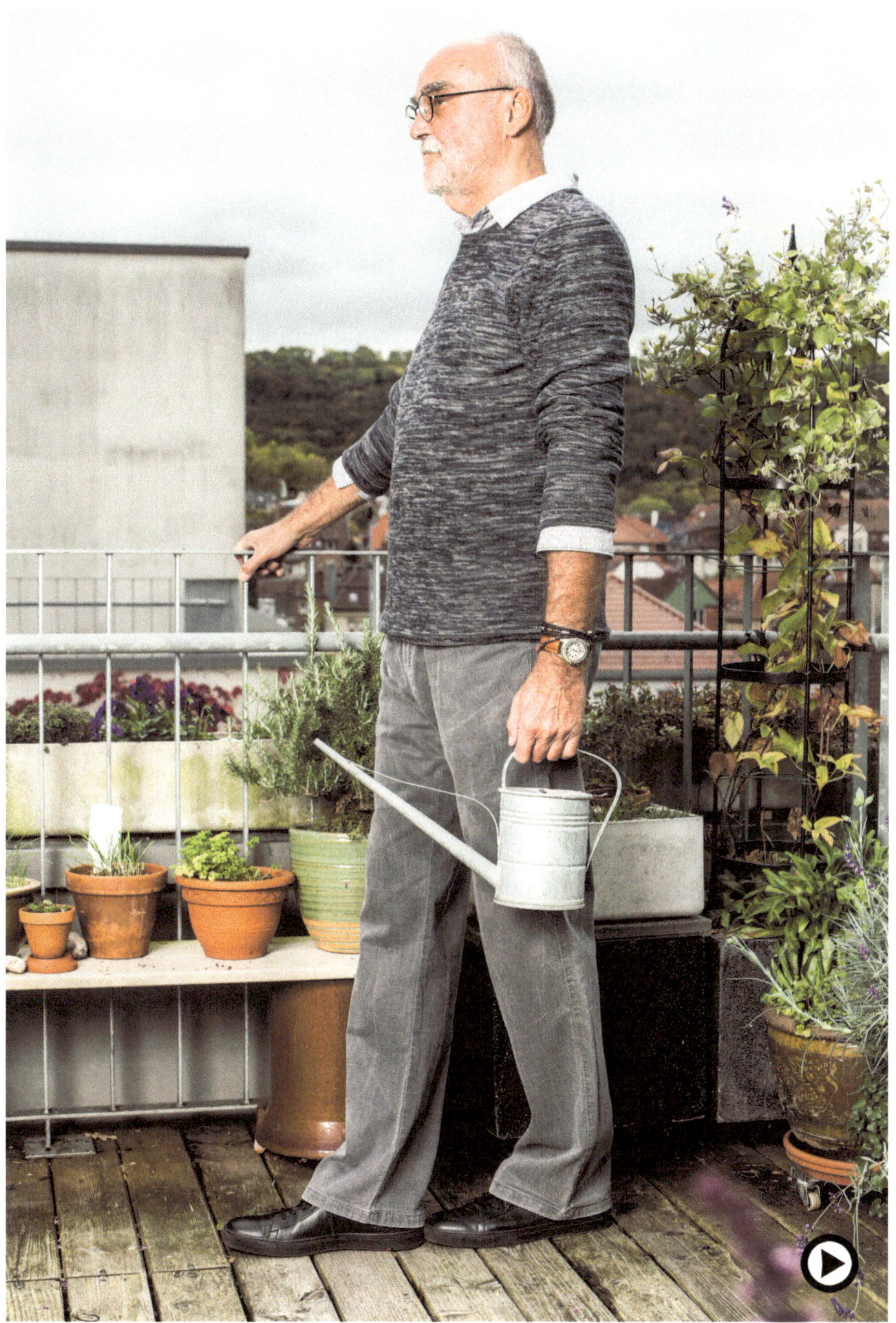

Abb. 3.6 Tandemgang mit Festhalten während des Blumengießens. (Mit freundlicher Genehmigung des BMBF Projektes LiFE-is-LiFE; Video 3.6 mit freundlicher Genehmigung des EU-Projektes PreventIT) (https://doi.org/10.1007/000-1nx)

Anleitung zum Tandemgang

1. Gehen Sie und setzen Sie dabei die Ferse des vorderen Fußes direkt vor die Zehen des hinteren Fußes.
2. Nutzen Sie ein Geländer, einen Tisch oder eine Wand, um sich festzuhalten.
3. Schauen Sie in Richtung Boden, wenn Ihnen dies hilft, das Gleichgewicht zu halten.
4. Wenn Sie sicherer werden, dann schauen Sie geradeaus.
5. Versuchen Sie, sich nach und nach immer weniger festzuhalten.

Mögliche Alltagsaktivitäten, bei welchen Sie den Tandemgang üben können

Machen Sie den Tandemgang, während Sie

- den Hausflur entlanggehen,
- um den Esszimmertisch herumgehen.

Weitere Vorschläge finden Sie in Abschn. 3.3.

> **Tipp**
>
> Es ist sinnvoller die Füße korrekt zu platzieren und dafür etwas langsamer zu gehen, als die Übung schnell und ungenau durchzuführen.
>
> Zu Beginn können Sie auch zwischen Zehen (des hinteren Fußes) und Ferse (des vorderen Fußes) etwas Abstand lassen. Je enger Sie Ihre Füße zusammenstellen, desto mehr fordern Sie Ihr Gleichgewicht.

> **Sicherheitshinweis**
>
> Vergewissern Sie sich, dass Sie etwas Stabiles zum Festhalten in der Nähe haben (z. B. eine Wand, ein Geländer oder den Einkaufswagen im Supermarkt).

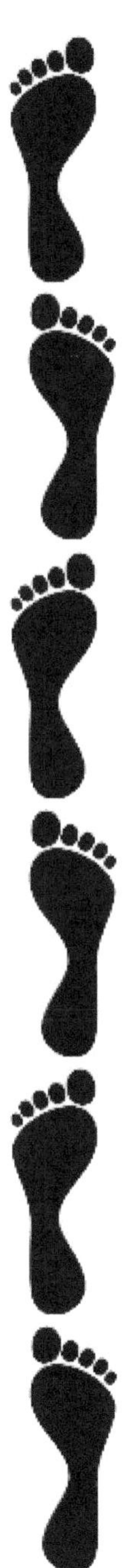

Abb. 3.7   Die korrekte Fußposition für den Tandemgang

3.2.3 Einbeinstand

Beim Einbeinstand stehen Sie auf einer sehr kleinen Unterstützungsfläche (Ihrer Fußsohle). Das macht den Einbeinstand zu einer sehr anspruchsvollen und gleichzeitig effektiven Gleichgewichtsübung (Abb. 3.8, Video 3.8). Wenn Sie sicher auf einem Bein stehen können, wird sich das auch positiv auf Ihre Gangsicherheit auswirken. Denn als Zweibeiner verbringen wir beim Gehen etwa 80 % der Zeit auf einem Bein, während sich das andere bewegt. Sie müssen also in der Lage sein, bei jedem Schritt das Gleichgewicht auf einem Bein zu stabilisieren.

Sie können versuchen, jedes Mal auf einem Bein zu stehen, wenn Sie warten, bis das Teewasser kocht (Abb. 3.9), oder während Sie sich die Zähne putzen. Es gibt auch zahlreiche Aktivitäten im Freien, bei welchen Sie auf einem Bein stehen können, beispielsweise wenn Sie auf einen Bus warten. Dabei ist es nicht notwendig, ein Bein weit vom Boden abzuheben, um einbeinig zu stehen. Sie können ein Bein auch über das andere legen, um die Übung, vor allem an öffentlichen Plätzen, alltagstauglicher und diskreter zu gestalten.

Anleitung zum Einbeinstand

1. Verlagern Sie das Gewicht auf ein Bein.
2. Heben Sie das andere Bein an.
3. Stehen Sie auf einem Bein.
4. Die Position des anderen Beins kann variiert werden (z. B. 90°-Winkel im Kniegelenk oder Beine vorne überkreuzen).
5. Sie können sich mit Händen, Fingerspitzen, Oberkörper oder dem anderen Fuß ein wenig abstützen.
6. Je nachdem, was Sie gerade tun, können Sie sich mehr oder weniger abstützen.
7. Achten Sie darauf, dass Sie mit der Hüfte nicht absacken oder einknicken.

Mögliche Alltagsaktivitäten, bei welchen Sie den Einbeinstand üben können
Stehen Sie auf einem Bein, während Sie

- Ihre Zähne putzen,
- Ihre Haare kämmen,
- in der Küche arbeiten.

Weitere Vorschläge finden Sie in Abschn. 3.3.

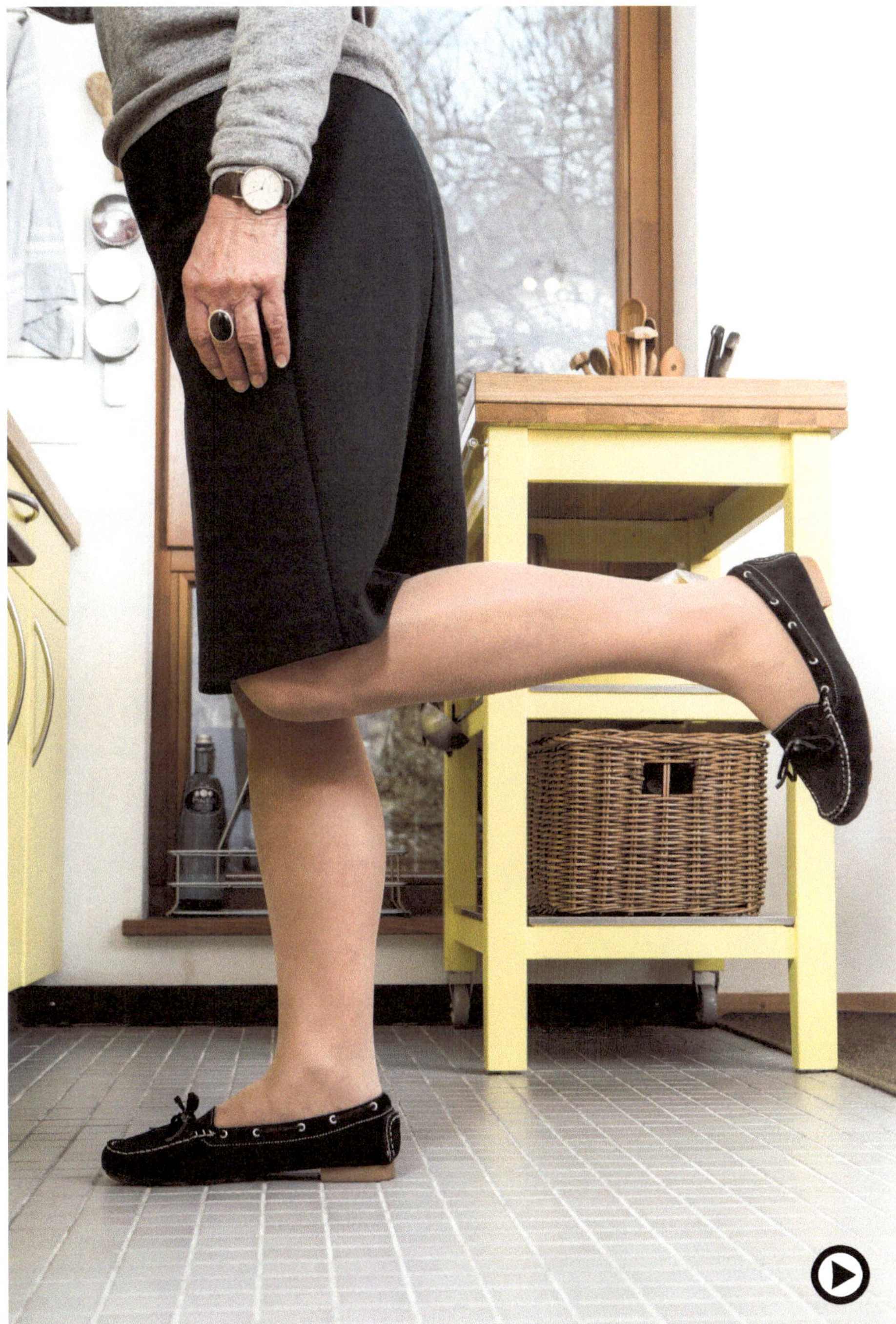

Abb. 3.8 Die korrekte Position beim Einbeinstand (Video 3.8) (Mit freundlicher Genehmigung des EU-Projektes PreventIT) (https://doi.org/10.1007/000-1nw)

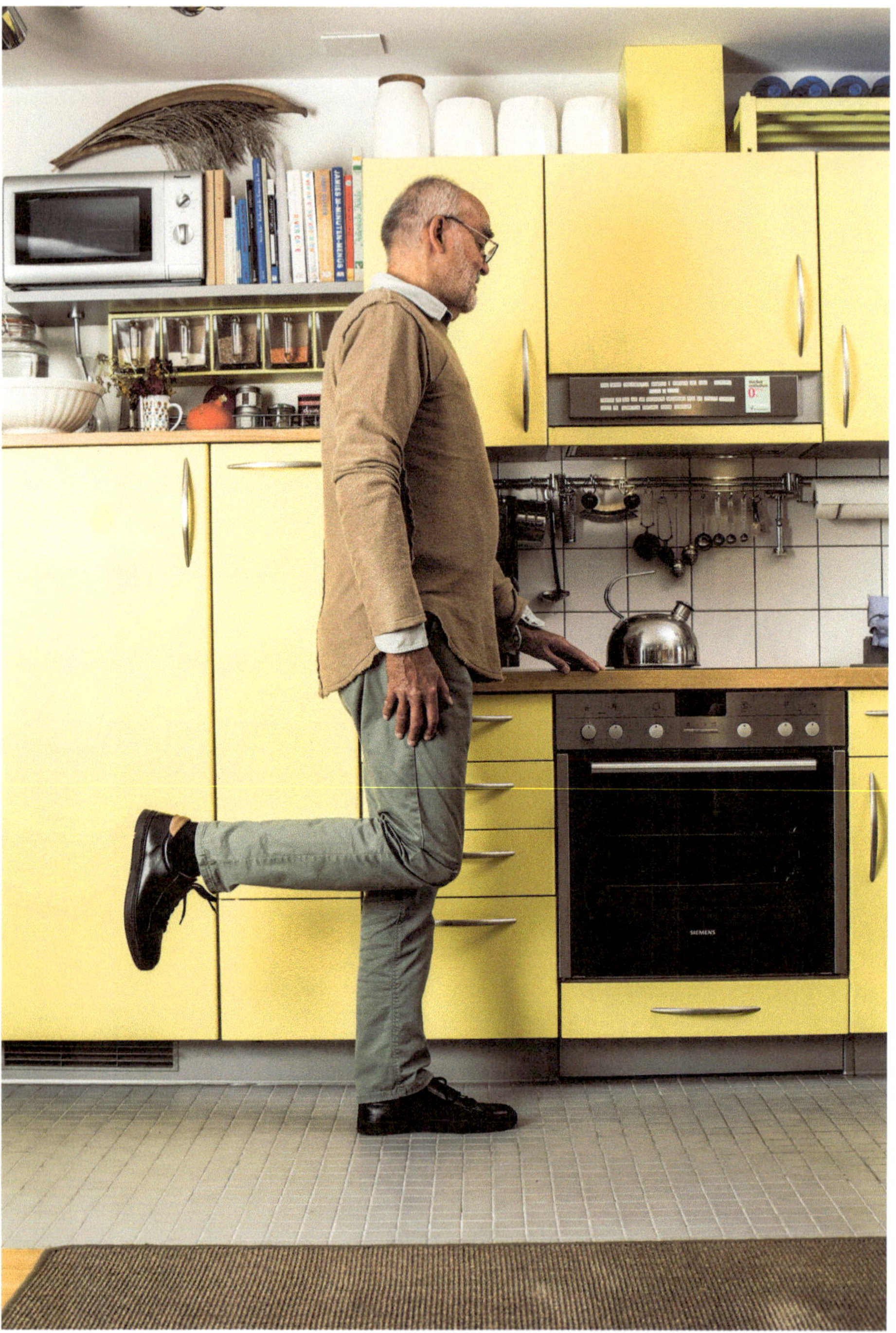

Abb. 3.9 Einbeinstand mit Festhalten während des Wartens, dass das Teewasser kocht (Mit freundlicher Genehmigung des BMBF-Projektes LiFE-is-LiFE)

Tipp

Versuchen Sie die Übung zunächst in Situationen, in denen Sie sich vollkommen auf das Ausbalancieren konzentrieren können, beispielsweise beim Warten auf das Essen in der Mikrowelle. Wenn das gut klappt, können Sie den Einbeinstand während einer anderen Tätigkeit durchführen, z. B. beim Zähneputzen oder Kämmen.

Sicherheitshinweis

Vergewissern Sie sich, dass Sie etwas Stabiles zum Festhalten in der Nähe haben (z. B. die Arbeitsfläche in der Küche, ein Waschbecken oder den Einkaufswagen im Supermarkt). Sie können Sich mit Ihren Händen, Knien, Hüften oder einem anderen Körperteil abstützen.

3.2.4 Gewichtsverlagerung nach vorne und hinten

Die regelmäßige Gewichtsverlagerung nach vorne und hinten wirkt sich positiv auf unser Gleichgewicht und unsere Standsicherheit aus. Für einen stabilen, sicheren Stand spielt die Muskulatur unserer Unterschenkel und der Füße eine wichtige Rolle. Wenn wir das Gewicht nach vorne verlagern, arbeiten die Muskeln unserer Waden und Füße. Lehnen wir uns zurück, arbeitet die vordere Oberschenkelmuskulatur. Diese Muskelkontrolle benötigen wir bei jedem Schritt. Je stärker Ihre Muskeln sind und je geübter Sie darin sind, Ihr Gleichgewicht in dieser Position zu halten, desto leichter wird es Ihnen fallen zu gehen, insbesondere auch auf unebenem Boden.

Achten Sie darauf, dass nur ein sehr kleiner Bewegungsradius im Sprunggelenk (Knöchel) stattfindet. Halten Sie den Körper ansonsten gerade und verlagern Sie das Gewicht, ohne den Oberkörper in der Hüfte zu beugen (Abb. 3.10a,b, Video 3.10a).

Als Einsteiger ist es sinnvoll, als Ausgangsposition einen hüftbreiten Stand zu wählen. Wenn Sie sich nach einiger Zeit sicher fühlen, können Sie Ihre Füße in einem geschlossenen Stand positionieren und so die Übung anspruchsvoller gestalten.

Anleitung zur Gewichtsverlagerung nach vorne und hinten

1. Starten Sie in einer aufrechten Position, die Füße hüftbreit auseinander.
2. Verlagern Sie das Gewicht nach vorne auf die Zehen. Halten Sie die Fersen auf dem Boden.

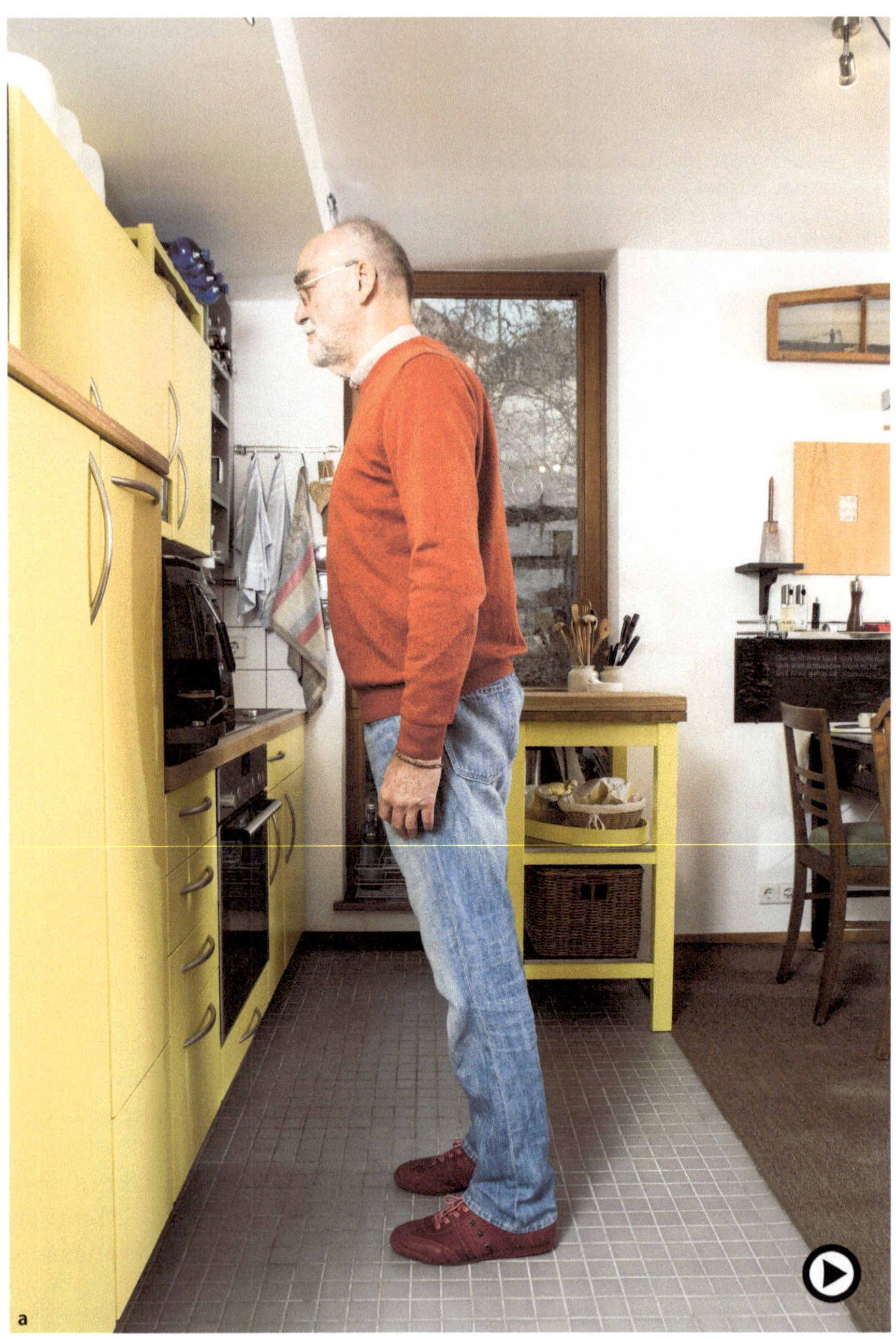

Abb. 3.10a Gewichtsverlagerung nach vorne in Richtung der Zehen: Die Fersen bleiben dabei auf dem Boden, und das Gewicht ist vermehrt auf den Zehen zu spüren (Video 3.10a) (Beide Bilder mit freundlicher Genehmigung des EU-Projektes PreventIT) (https://doi org/10 1007/000-1nz)

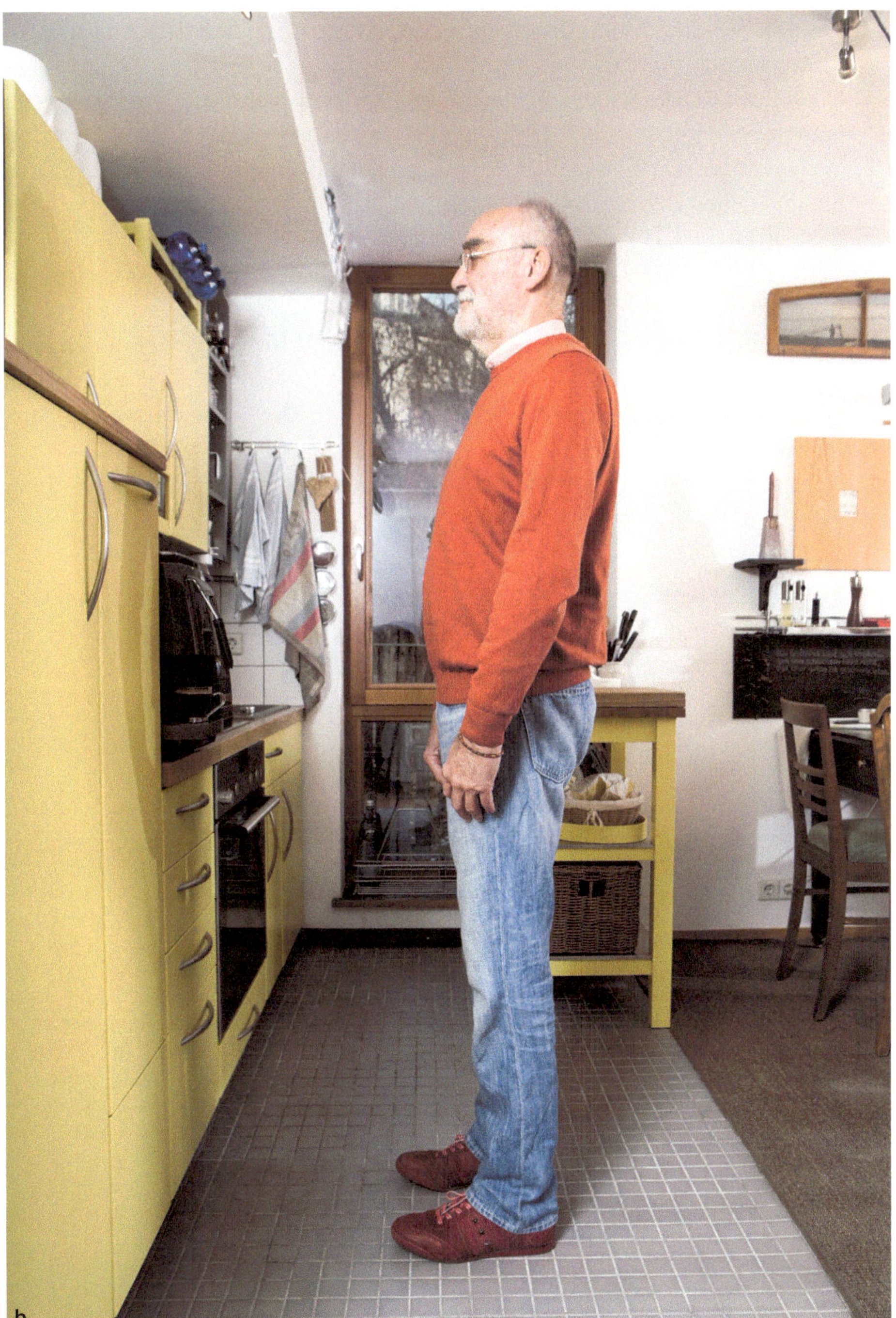

Abb. 3.10b Gewichtsverlagerung nach hinten auf die Fersen: Die Zehen bleiben dabei auf dem Boden, und das Gewicht ist vermehrt auf den Fersen zu spüren (Beide Bilder mit freundlicher Genehmigung des EU-Projektes PreventIT)

3. Halten Sie den Oberkörper aufrecht; beugen Sie den Rücken und die Hüfte nicht.
4. Sie sollten das Gewicht auf den Zehen spüren, wenn Sie sich nach vorne lehnen.
5. Verlagern Sie das Gewicht anschließend nach hinten auf die Fersen. Halten Sie die Zehen dabei auf dem Boden.
6. Sie sollten das Gewicht nun auf den Fersen spüren.
7. Verlagern Sie das Gewicht so weit, wie es Ihnen möglich ist, ohne das Gleichgewicht zu verlieren.
8. Halten Sie jeweils an der Grenze Ihrer Stabilität für einige Sekunden inne.

Mögliche Alltagsaktivitäten, bei welchen Sie die Gewichtsverlagerung üben können

Verlagern Sie Ihr Gleichgewicht nach vorne und hinten, während Sie

- telefonieren,
- die Blumen gießen.

Weitere Vorschläge finden Sie in Abschn. 3.3.

> **Tipp**
>
> Stellen Sie sich vor einen großen Spiegel (z. B. im Schlafzimmer) und beobachten Sie dort Ihre Bewegung. So können Sie überprüfen, ob Sie die Übung richtig ausführen, und sich ggf. korrigieren.

> **Sicherheitshinweis**
>
> Vergewissern Sie sich, dass Sie etwas Stabiles zum Festhalten in der Nähe haben, und machen Sie die Übung beispielsweise vor einer Wand, einem Tisch, einem Türrahmen oder Fensterbrett. Sie können sich mit Ihren Händen, Knien, Hüften oder einem anderen Körperteil abstützen.

3.2.5 Gewichtsverlagerung nach rechts und links

Die kontrollierte Gewichtsverlagerung von einem auf das andere Bein ist eine zentrale Funktion für sicheres Bewegen im Alltag. Der kritische Punkt beim Gehen ist die Kontrolle der seitlichen Gewichtsverlagerung. Zudem geschehen Stürze häufig zur Seite. Diese Übung wird Ihnen helfen, Ihr Gangbild zu verbessern und Stürze zu vermeiden. Die Kraft in Ihrer Hüftmuskulatur wird ebenfalls verbessert.

Stehen Sie zu Beginn in einem hüftbreiten Stand. Wenn Ihnen die Übung nach einiger Zeit leichter fällt, können Sie Ihre Füße enger aneinanderstellen, bis hin zum geschlossenen Stand. Sie kombinieren dabei zwei Prinzipien und machen die Übung dadurch anspruchsvoller.

Versuchen Sie, durch regelmäßiges Üben sicher bis an Ihre Stabilitätsgrenze zu gelangen (Abb. 3.11a,b). So verbessern Sie Ihr Körpergefühl und lernen, Ihr Gleichgewicht besser einzuschätzen. Durch regelmäßiges Üben wird sich Ihre Stabilitätsgrenze erweitern, und die Bewegung wird flüssiger. In unerwarteten Situationen wie Stolpern oder Zusammenstoßen bewahren Sie dann besser das Gleichgewicht.

Anleitung zur Gewichtsverlagerung nach rechts und links

1. Stehen Sie aufrecht, die Füße hüftbreit auseinander.
2. Verlagern Sie das Gewicht auf einen Fuß und lehnen Sie sich zu dieser Seite, soweit es geht.
3. Spüren Sie, wie das Gewicht hauptsächlich auf einem Fuß lastet.
4. Halten Sie in dieser Position einige Sekunden inne.
5. Halten Sie den Rücken gerade und knicken Sie nicht in der Hüfte ein. Ihre Beine und Ihr Oberkörper bilden eine gerade Linie.
6. Führen Sie die Übung zur anderen Seite durch.

Mögliche Alltagsaktivitäten, bei welchen Sie die Gewichtsverlagerung üben können
Verlagern Sie Ihr Gleichgewicht zur Seite, während Sie

* telefonieren,
* die Blumen gießen.

Weitere Vorschläge finden Sie in Abschn. 3.3.

Sicherheitshinweis

Vergewissern Sie sich, dass Sie etwas Stabiles zum Festhalten in der Nähe haben (z. B. Wand, Tisch, Türrahmen oder Fensterbrett). Sie können sich mit Ihren Händen, Knien, Hüften oder einem anderen Körperteil abstützen.

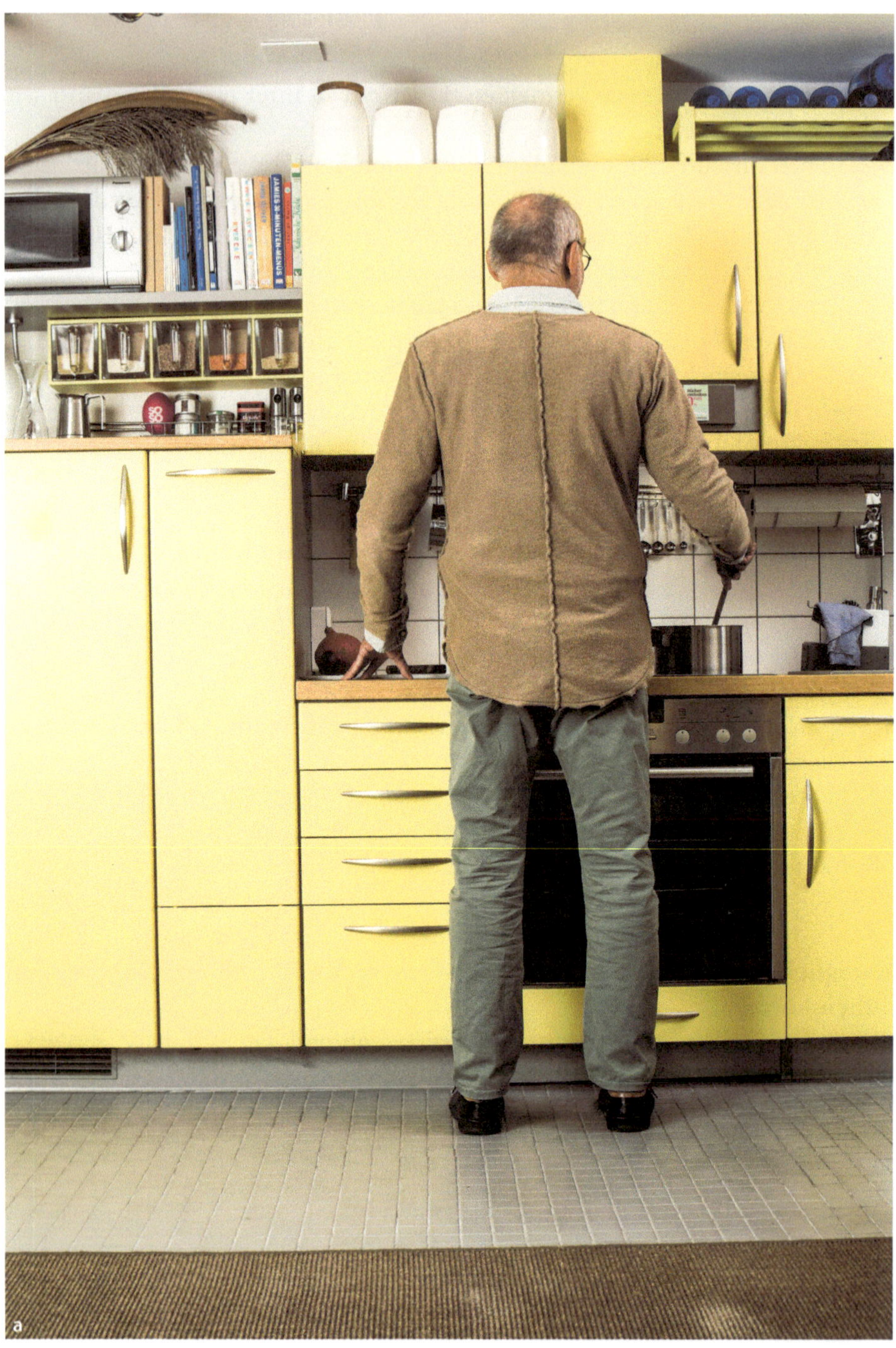

Abb. 3.11a Gewichtsverlagerung nach rechts und links. Startposition: Die Füße stehen hüftbreit auf dem Boden, der Körper ist aufrecht und das Gewicht gleichmäßig auf beide Füße verteilt. (Beide Bilder mit freundlicher Genehmigung des BMBF-Projektes LiFE-is-LiFE)

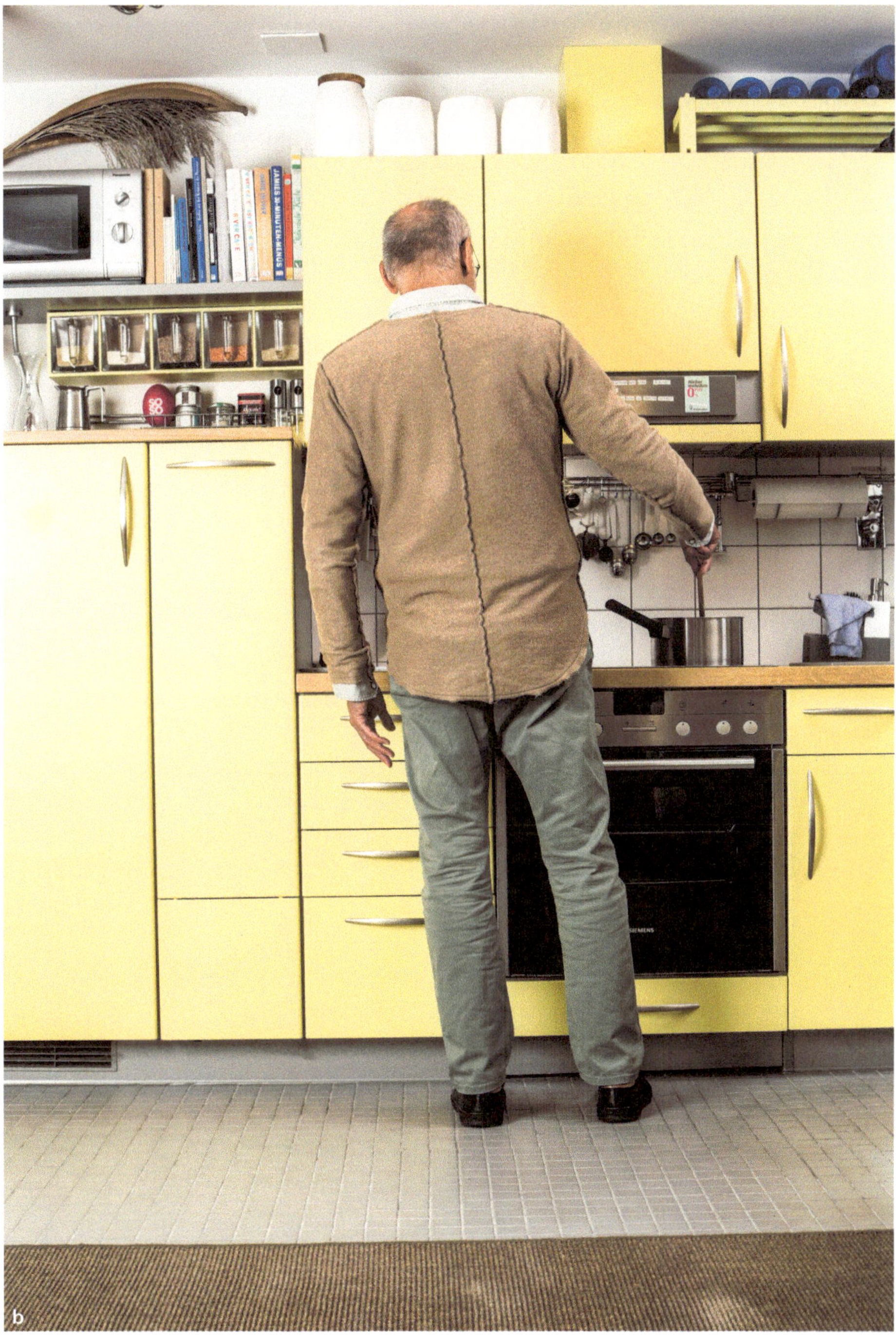

Abb. 3.11b Gewichtsverlagerung zur linken Seite: Beide Füße bleiben dabei auf dem Boden, das Gewicht wird auf den linken Fuß verlagert. (Beide Bilder mit freundlicher Genehmigung des BMBF-Projektes LiFE-is-LiFE)

3.2.6 Über Gegenstände steigen – vorwärts und rückwärts

Über einen Gegenstand bzw. ein Hindernis wie eine Stufe oder einen Bordstein zu steigen erfordert, dass Sie für eine gewisse Zeit auf einem Bein stehen (Einbeinstandphase). Während Sie ein Bein für den Schritt anheben, müssen Sie auf dem anderen Bein das Gleichgewicht halten. Um Gegenstände und Hindernisse in Ihrer Umwelt sicher und selbstbewusst zu übersteigen, benötigen Sie sowohl ein gutes Gleichgewicht als auch Kraft im Standbein.

Wenn Sie sich unsicher fühlen oder Angst haben zu stürzen, können Sie zunächst über „imaginäre" Gegenstände steigen. Steigen Sie z. B. ganz bewusst über die Türschwelle und heben Sie die Füße dabei gezielt an (Abb. 3.12a,b). Oder suchen Sie sich eine Stelle in Ihrer Wohnung, an welcher der Bodenbelag wechselt, beispielsweise am Übergang zwischen den Fliesen in der Küche und dem Teppichboden im Esszimmer. Stellen Sie sich vor, dass dieser Übergang ein Hindernis wäre, welches Sie übersteigen müssen. Der Vorteil imaginärer Hindernisse ist, dass Sie beim Üben nicht am Hindernis bzw. an dem zu übersteigenden Gegenstand hängen bleiben können, wodurch sich Ihr Sturzrisiko minimiert.

Wenn Sie sich sicher fühlen, können Sie die Übung anspruchsvoller gestalten. Suchen Sie sich gezielt Gegenstände und Hindernisse aus, über welche Sie steigen müssen, anstatt diese zu vermeiden (Abb. 3.13, Video 3.13). Das können z. B. ein leerer Pappkarton, ein kleines Kissen oder ein paar Schuhe sein. Sie können auch gezielt einen Gegenstand auf den Boden stellen, z. B. eine Kekspackung in der Küche. Denken Sie jedoch daran, diese nach dem Üben wieder wegzuräumen, damit Sie später nicht darüber stolpern. Indem Sie diese Übung vorwärts und rückwärts trainieren, verbessern Sie Ihr Gleichgewicht noch effektiver.

Anleitung zum Übersteigen von Gegenständen

1. Heben Sie ein Bein bewusst höher an als normalerweise.
2. Machen Sie einen hohen Schritt vorwärts und folgen Sie dann mit dem anderen Fuß.
3. Machen Sie den Schritt anschließend rückwärts.
4. Stützen Sie sich bei Bedarf ab.
5. Schauen Sie auf den Boden, wenn Ihnen das hilft, das Gleichgewicht zu halten.
6. Wenn Sie die Übung erschweren möchten, heben Sie das Bein höher an, machen Sie einen längeren Schritt oder schauen Sie geradeaus.

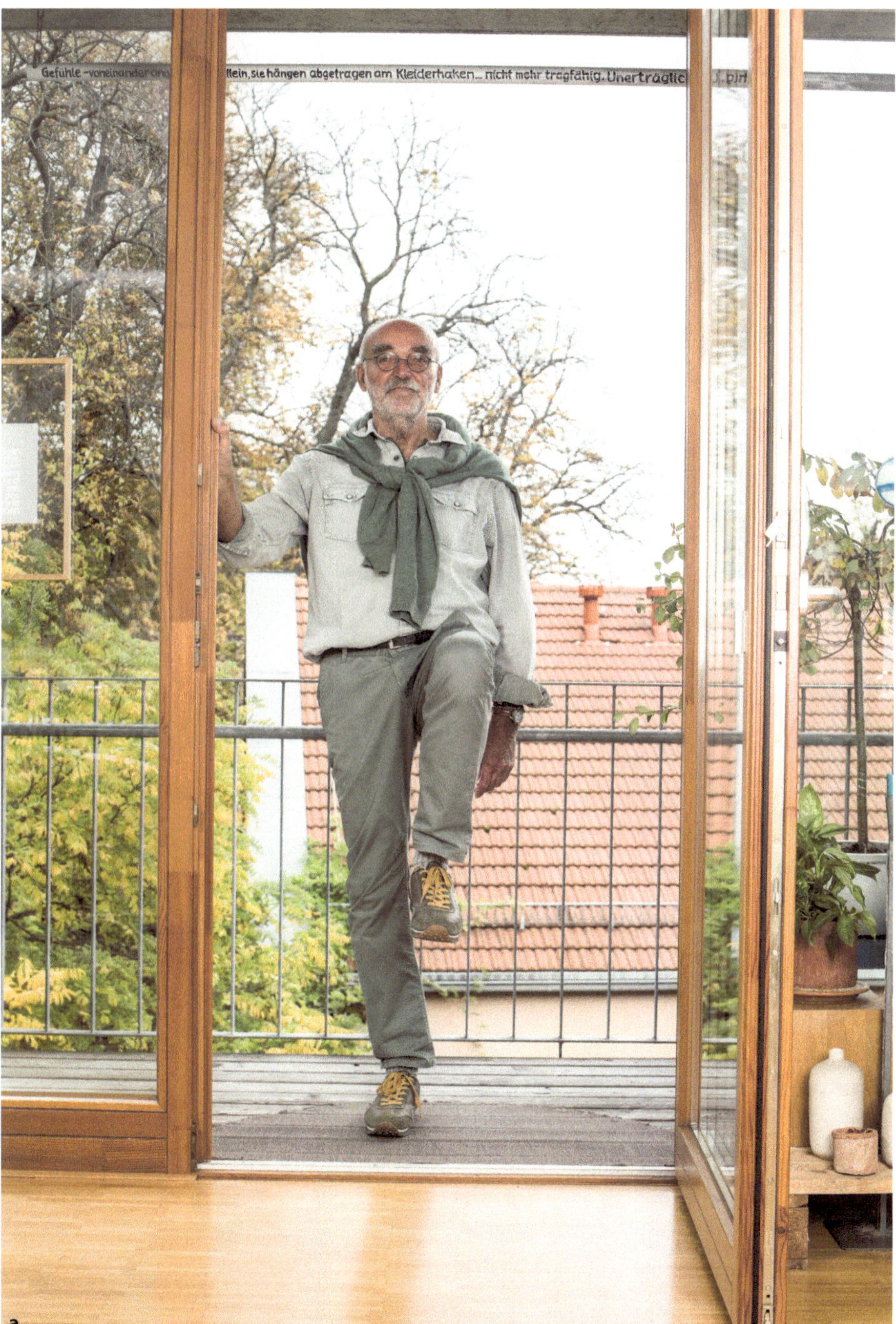

Abb. 3.12a Über die Schwelle zwischen Balkon und Wohnzimmer steigen mit Unterstützung einer Hand (Beide Bilder mit freundlicher Genehmigung des BMBF-Projektes LiFE-is-LiFE)

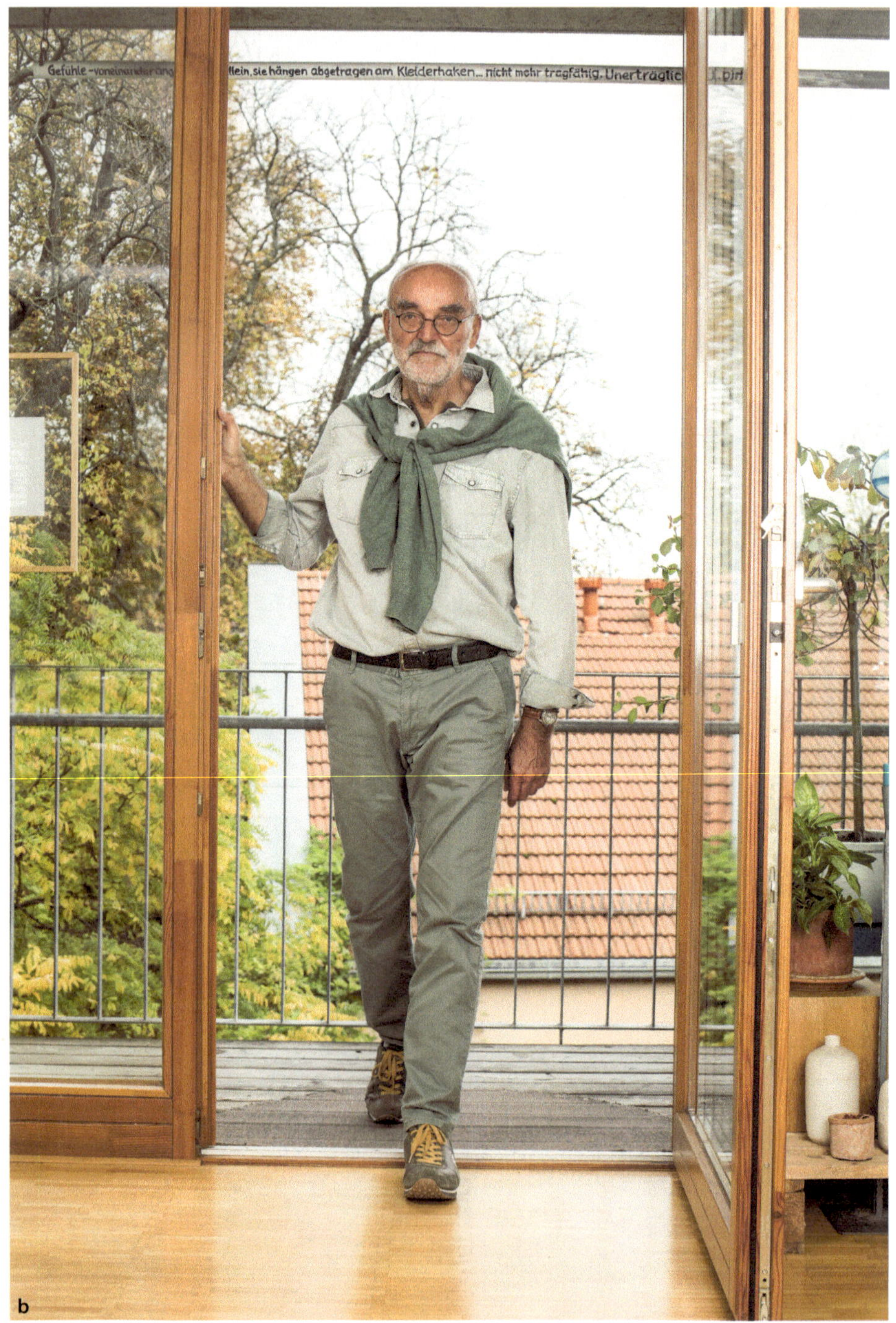

b

Abb. 3.12b Über die Schwelle zwischen Balkon und Wohnzimmer steigen mit Unterstützung einer Hand (Beide Bilder mit freundlicher Genehmigung des BMBF-Projektes LiFE-is-LiFE)

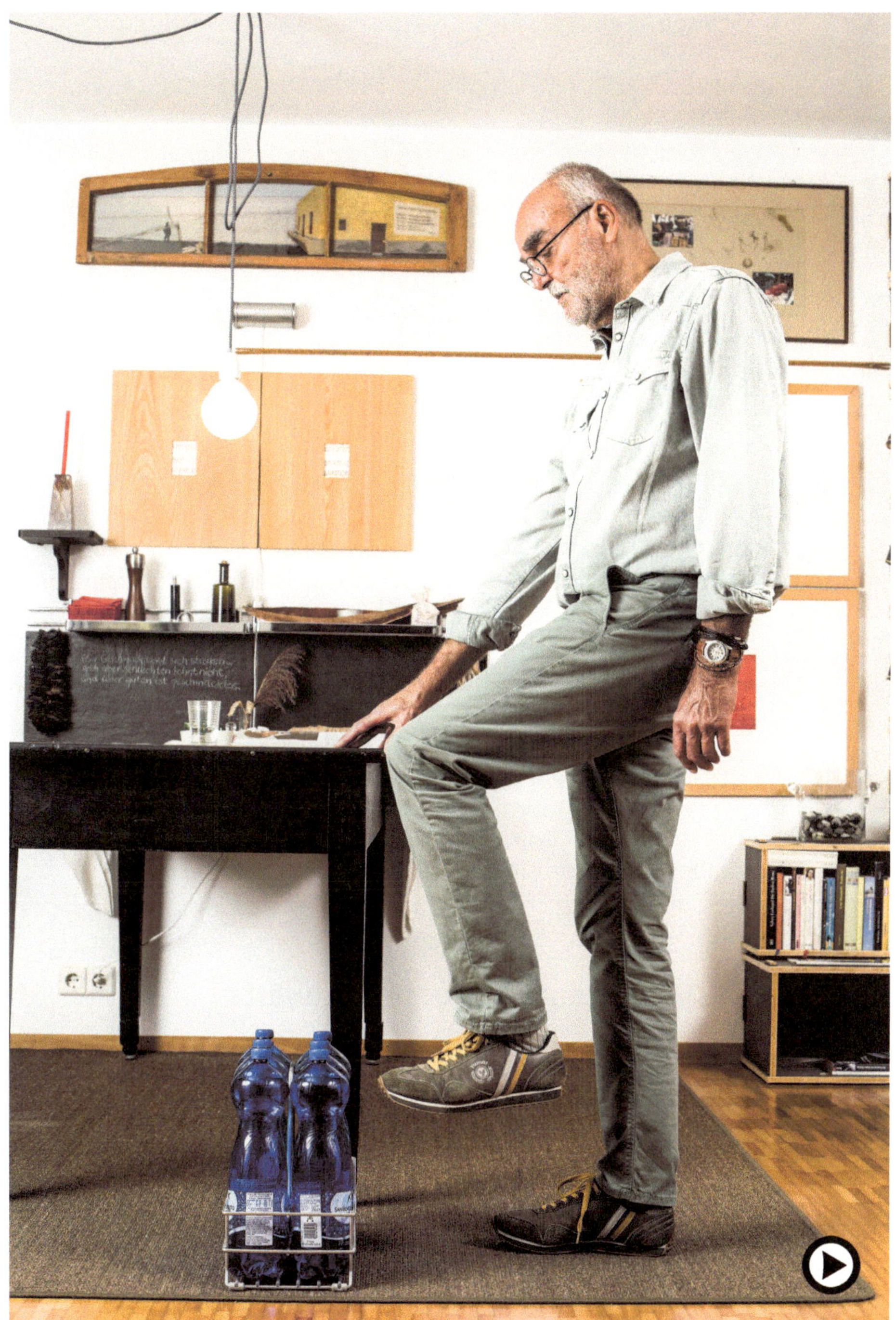

Abb. 3.13 Über ein Hindernis auf dem Boden steigen mit Unterstützung einer Hand (Mit freundlicher Genehmigung des BMBF Projektes LiFE-is-LiFE; Video 3.13 mit freundlicher Genehmigung des EU-Projektes PreventIT) (https://doi.org/10.1007/000-1p0)

> **Tipp**
>
> Wenn Sie für diese Übung einen Gegenstand bzw. ein Hindernis auf den Boden stellen, lassen Sie es nach dem Üben nicht auf dem Boden stehen. Gehen Sie stattdessen in die Knie, um es aufzuheben. So erledigen Sie zwei LiFE Übungen direkt nacheinander.

Mögliche Alltagsaktivitäten, bei welchen Sie über einen Gegenstand steigen können

Steigen Sie vorwärts und rückwärts über

- einen Gegenstand, der Ihnen unbeabsichtigt auf den Boden gefallen ist, z. B. einen Stift oder ein Taschentuch,
- Gegenstände im Haus, beispielsweise Kisten, Schuhe,
- Gegenstände außerhalb des Hauses, beispielsweise Bordsteinkanten, Pfützen, Blumenkästen oder Beete im Garten.

Zu Beginn eignen sich auch Türschwellen, um diese als imaginäres Hindernis zu übersteigen.

> **Sicherheitshinweis**
>
> Vergewissern Sie sich, dass Sie etwas Stabiles zum Festhalten in der Nähe haben (z. B. Wand, Türrahmen oder Arbeitsplatte in der Küche).

3.2.7 Über Gegenstände steigen – seitwärts

Anstatt vorwärts und rückwärts über Gegenstände und Hindernisse zu steigen, führen Sie die Übung nun seitwärts durch(Abb. 3.14a,b, Abb. 3.15). Die Schritte werden abwechselnd zur linken und rechte Seite ausgeführt. Hierbei muss Ihr Standbein wieder dafür sorgen, dass Sie im Gleichgewicht bleiben. Allerdings werden andere Muskeln beansprucht, nämlich die seitliche Hüftmuskulatur. Es kann sein, dass Ihnen die Übung etwas schwerer fällt, da sie das Gleichgewicht in seitlicher Richtung fordert. Das seitliche Gleichgewicht ist sehr wichtig, um unseren Oberkörper zu stabilisieren und unsere Füße schnell und sicher zur Seite zu setzen. Dieser Seitwärtsschritt kann in einer entscheidenden Situation einem Sturz vorbeugen.

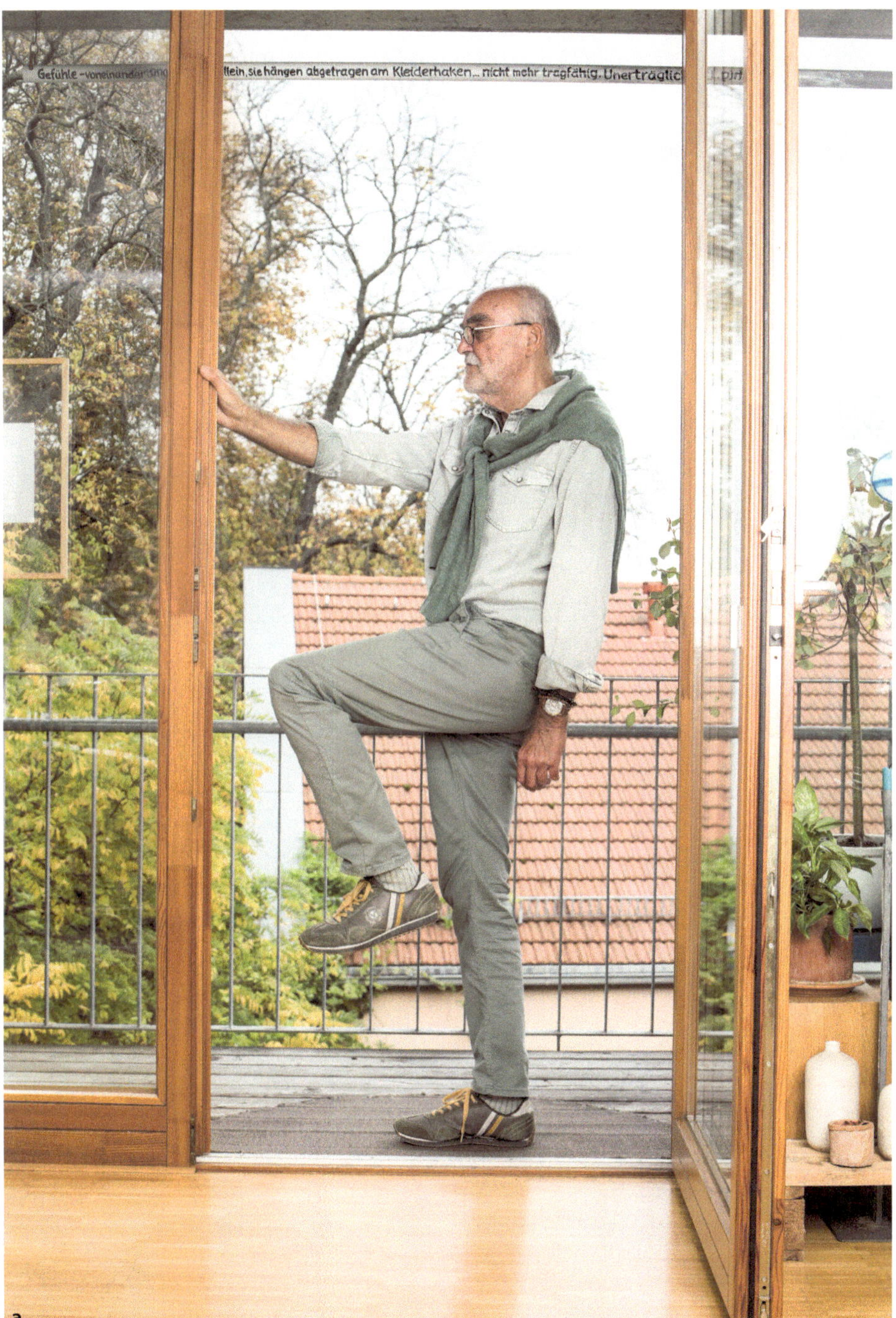

Abb. 3.14a   Seitwärts über die Schwelle zwischen Balkon und Wohnzimmer steigen mit Unterstützung einer Hand (Beide Bilder mit freundlicher Genehmigung des BMBF-Projektes LiFE-is-LiFE)

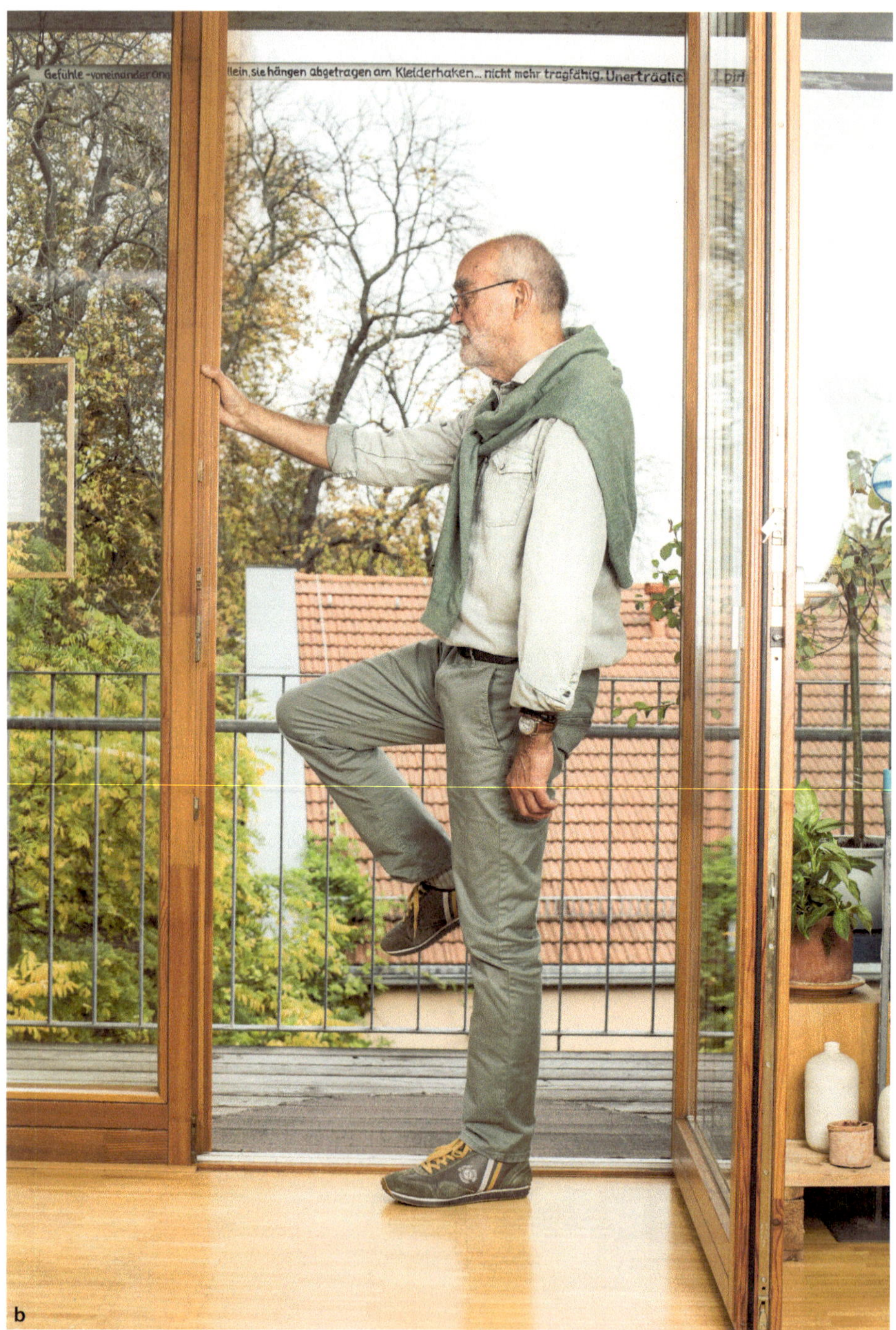

Abb. 3.14b Seitwärts über die Schwelle zwischen Balkon und Wohnzimmer steigen mit Unterstützung einer Hand (Beide Bilder mit freundlicher Genehmigung des BMBF-Projektes LiFE-is-LiFE)

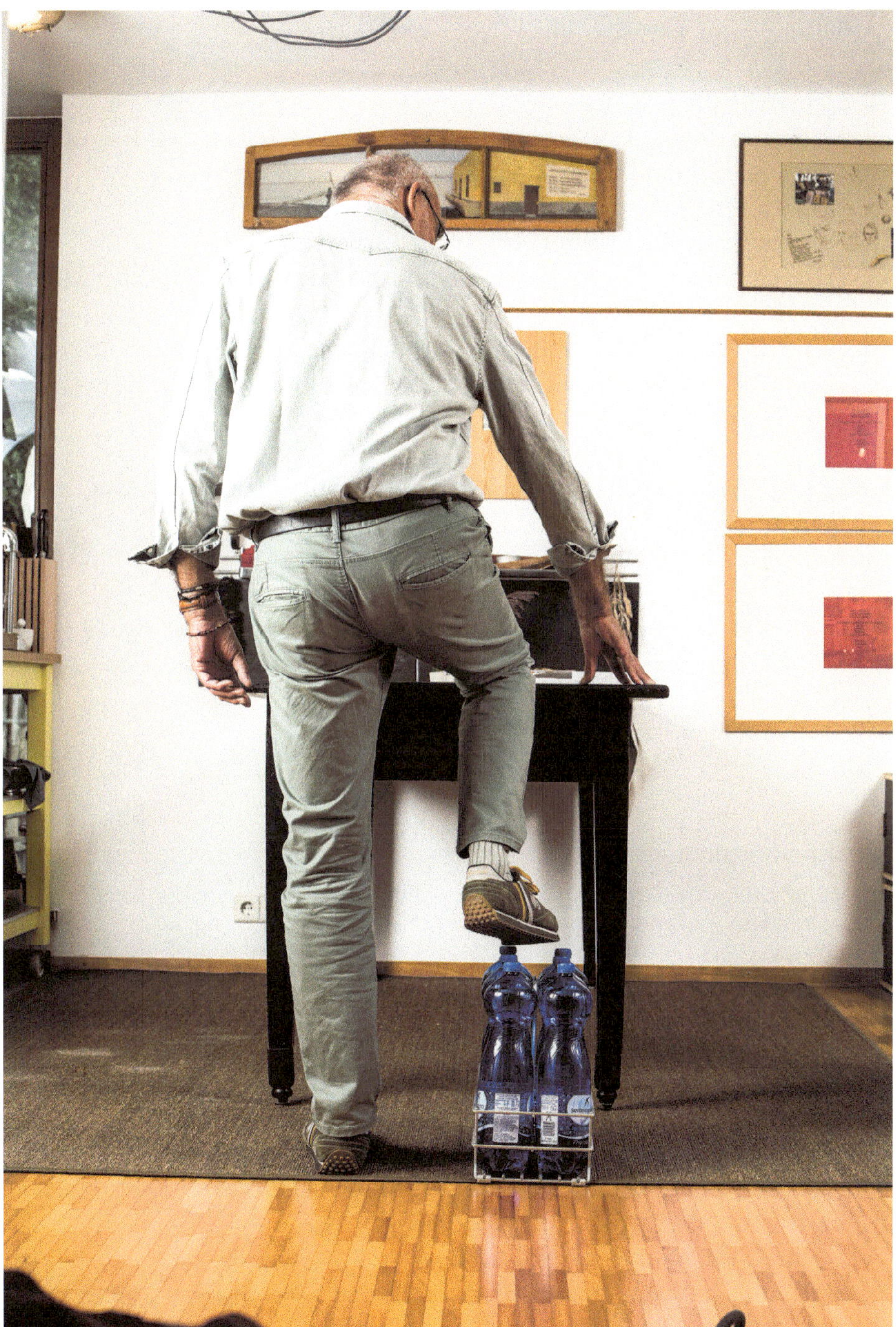

Abb. 3.15 Seitlich über einen Gegenstand auf dem Fußboden steigen mit Unterstützung einer Hand (Mit freundlicher Genehmigung des BMBF-Projektes LiFE-is-LiFE)

Anleitung zum seitwärts über Gegenstände steigen

1. Heben Sie Ihr Bein an.
2. Machen Sie mit dem angehobenen Fuß einen hohen Schritt zur Seite, folgen Sie dann mit dem anderen Fuß.
3. Machen Sie den Schritt zur anderen Seite.
4. Stützen Sie sich bei Bedarf ab.
5. Schauen Sie auf den Boden, wenn Ihnen das hilft, das Gleichgewicht zu halten.
6. Wenn Sie die Übung erschweren möchten, dann heben Sie das Bein höher an, machen Sie einen weiteren Schritt zur Seite oder schauen Sie geradeaus.

Mögliche Alltagsaktivitäten, bei welchen Sie über einen Gegenstand steigen können
Steigen Sie seitwärts über

- Gegenstände im Haus oder außerhalb des Hauses, beispielsweise Kisten, Schuhe, Bordsteinkanten, Pfützen, Blumenkästen oder Beete im Garten.

Weitere Übungsvorschläge finden Sie in Abschn. 3.3.

> **Sicherheitshinweis**
> Vergewissern Sie sich, dass Sie etwas Stabiles zum Festhalten in der Nähe haben (z. B. Wand, Türrahmen oder Arbeitsplatte in der Küche).

3.3 Alltagsaktivitäten, bei denen Sie Gleichgewichtsübungen durchführen können

Im Folgenden haben wir Ihnen eine Liste mit Alltagsaktivitäten zusammengestellt, bei denen Sie die oben aufgezeigten Übungen durchführen können. Bitte beachten Sie, dass Sie nicht auf diese Tätigkeiten festgelegt sind. Finden Sie *Ihre* ganz persönlichen Aktivitäten, in welche Sie die Übungen integrieren können. Umso einfacher wird Ihnen das regelmäßige Üben fallen.

3.3.1 Im Stehen

Versuchen Sie die Übungen **im Stehen**:

- an der Arbeitsfläche in der Küche, während Sie
  - darauf warten, dass das Teewasser kocht,
  - einen Toast machen,
  - warten, bis das Essen in der Mikrowelle erwärmt ist,
  - Essen auf dem Herd umrühren,
  - sich Mittagessen machen;
- am Waschbecken im Badezimmer, während Sie
  - Zähne putzen,
  - Ihre Haare bürsten,
  - sich rasieren,
  - sich die Haare waschen,
  - sich zurechtmachen,
  - sich vor dem Spiegel schminken (durch Ihr Spiegelbild im Badezimmerspiegel können Sie sich selbst korrigieren);
- an anderen Orten, während Sie
  - in einer Schlange im Supermarkt oder in einer Bank anstehen,
  - auf den Bus oder Zug warten,
  - auf den Aufzug warten,
  - darauf warten, dass der Computer hochfährt,
  - fernsehen,
  - telefonieren,
  - die Blumen gießen,
  - sich morgens an- und ausziehen.

3.3.2 Im Gehen

Versuchen Sie die Übungen **im Gehen**, während Sie

- an der Arbeitsfläche in der Küche entlanggehen,
- den Hausflur entlanggehen,
- draußen an einem Weg an der Hauswand entlanggehen,
- am Auto vorbeigehen,
- an der Wand zwischen Küche und Esszimmer entlanggehen,
- an der Wand zwischen Badezimmer und Schlafzimmer entlanggehen,

- am Balkongeländer entlanggehen,
- am Esszimmertisch entlanggehen,
- auf einer Linie auf dem Gehweg gehen,
- im Garten Blumen gießen,
- zur Toilette gehen.

3.4 Möglichkeiten, Ihr Gleichgewicht stärker zu fordern

3.4.1 Reduzieren der Handunterstützung

Wenn Sie sich weniger mit den Händen abstützen, wird Ihr Gleichgewicht stärker gefordert. Das hilft Ihnen, Fortschritte zu machen und die Effektivität der Übungen zu steigern. Sie können die Unterstützung schrittweise reduzieren:

- Halten Sie sich mit beiden Händen fest.
- Halten Sie sich mit einer Hand fest.
- Stützen Sie sich nur mit den Fingerspitzen ab.
- Stützen Sie sich nur zeitweise mit den Fingerspitzen ab. Versuchen Sie immer wieder, die Hände für einige Momente zu lösen.
- Üben Sie, ohne sich mit den Händen festzuhalten.

Wenn Sie die Gleichgewichtsübungen sicher ohne Unterstützung der Hände durchführen können, können Sie den Schwierigkeitsgrad der einzelnen Übungen wie folgt weiter erhöhen:

- eine Zusatzaufgabe durchführen,
- Gleichgewichtsprinzipien kombinieren,
- Augen schließen.

3.4.2 Eine Zusatzaufgabe durchführen

Eine weitere Möglichkeit, die Schwierigkeit zu steigern, besteht darin, dass Sie während der Gleichgewichtsübung eine weitere Aufgabe durchführen. Ihr Gehirn muss dann mehrere Aufgaben gleichzeitig ausführen. Da dies dem Gehirn gerade zu Beginn oft schwerfällt, wird die Gleichgewichtsübung dadurch meist erheblich schwieriger. Beispielweise können Sie

* auf einem Bein oder im Tandemstand stehen, während Sie gleichzeitig eine Unterhaltung führen oder telefonieren (Abb. 3.16),
* Gewichtsverlagerung, Tandemstand oder Einbeinstand während des Zähneputzens oder Kämmens absolvieren,
* im Tandemgang gehen, während Sie eine Kaffeetasse oder ähnliches tragen,
* das Gewicht nach vorn und zurück verlagern, während Sie eine Denksportaufgabe lösen, beispielsweise in 3er-Schritten von 100 rückwärts zählen.

Wichtig: Bevor Sie diese Doppelaufgaben durchführen, sollten Sie zunächst die Gleichgewichtsübung ohne Zusatzaufgabe sicher beherrschen.

3.4.3 Verschiedene Prinzipien des Gleichgewichtstrainings kombinieren

Um Ihr Gleichgewicht mehr zu fordern und damit zu verbessern, können Sie verschiedene Prinzipien des Gleichgewichtstrainings miteinander kombinieren. Beispielsweise können Sie im Tandemstand stehen (Gleichgewichtsprinzip: Unterstützungsfläche verkleinern) und gleichzeitig das Gewicht nach vorne/ hinten oder zur Seite verlagern (Gleichgewichtsprinzip: Körperschwerpunkt verlagern) (Abb. 3.17).

3.4.4 Die Augen schließen

Wenn Sie in der Lage sind, die oben aufgezählten Übungen sicher durchzuführen, können Sie die Schwierigkeit *erheblich* steigern, indem Sie die Augen schließen (Abb. 3.18). Der Sehsinn wird für das Gleichgewicht maßgeblich benötigt, denn Ihre Körperposition kann so ständig mit der Position im Raum abgeglichen werden. Wenn Sie diesen Sinn „ausschalten", muss das Gehirn über andere Sinnesorgane im Innenohr und über die Muskeln und Sehnen von Bein und Fuß das Gleichgewicht aufrechterhalten. Auch wenn dies zunächst sehr schwerfällt, lernt das Gehirn, auf andere Sinnesreize zu reagieren. Üben mit geschlossenen Augen hat einen ganz praktischen Nutzen:

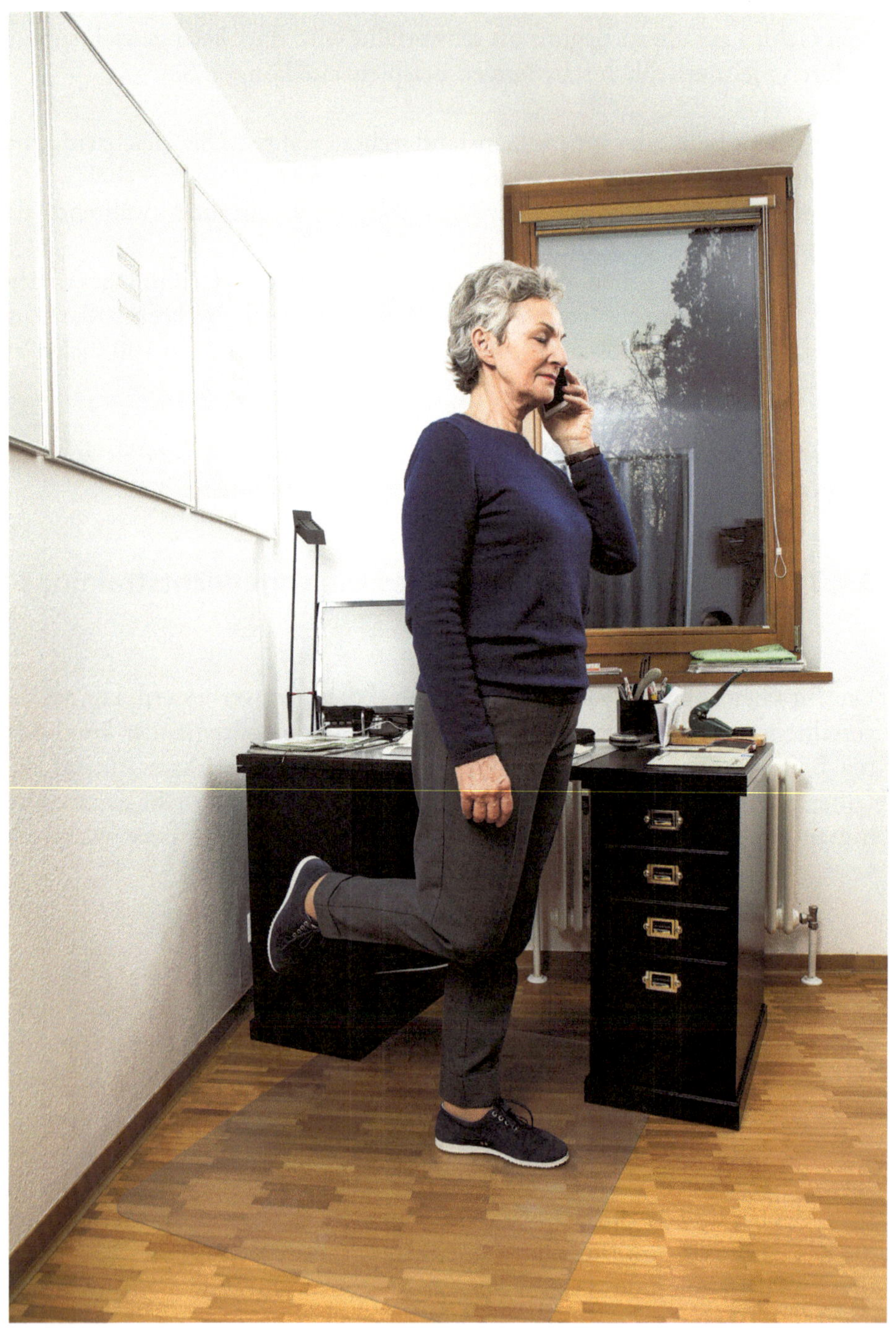

Abb. 3.16 Einbeinstand mit geschlossenen Augen beim Telefonieren (Mit freundlicher Genehmigung des EU-Projektes PreventIT)

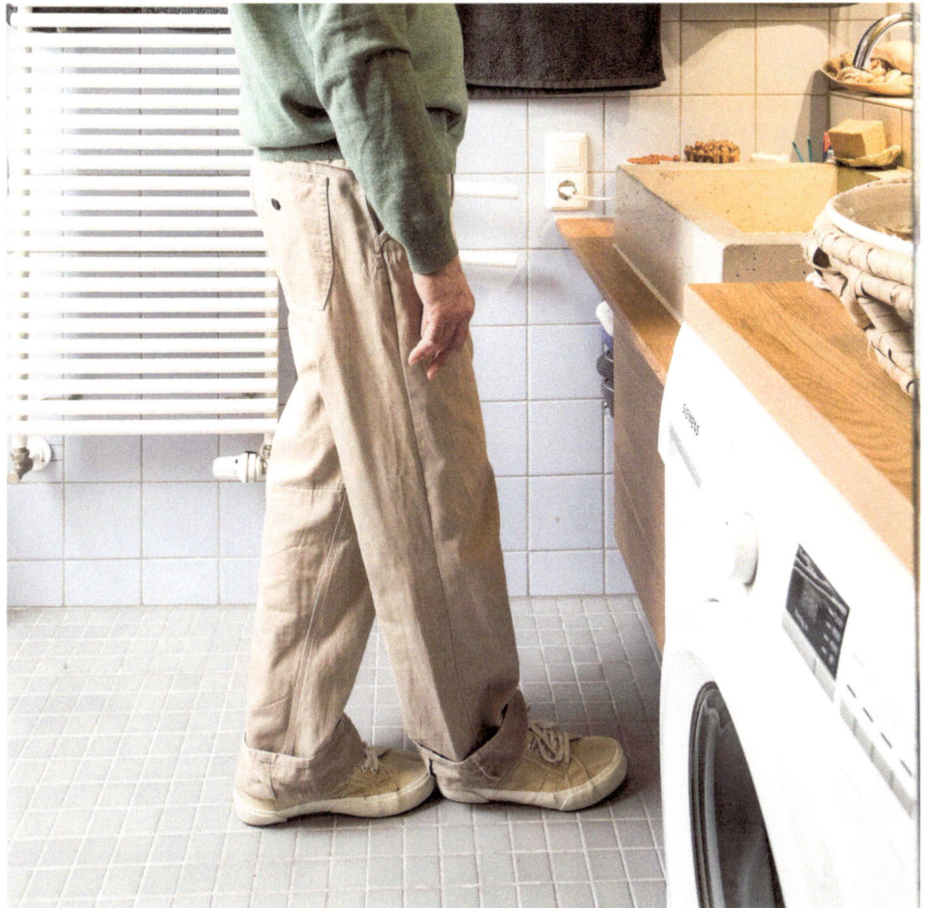

Abb. 3.17 Tandemstand mit Gewichtsverlagerung nach vorne und hinten (Mit freundlicher Genehmigung des EU-Projektes PreventIT)

Auch im Dunkeln ist dann auf Ihren Gleichgewichtssinn mehr Verlass. Halten Sie sich zunächst mit den Händen fest, wenn Sie eine Gleichgewichtsübung mit geschlossenen Augen ausprobieren. Wenn Sie sicherer werden, können Sie die Unterstützung der Hände schrittweise reduzieren. Sie sollten bei dieser Übungsdurchführung in jedem Fall jedoch immer eine Haltemöglichkeit in der Nähe haben.

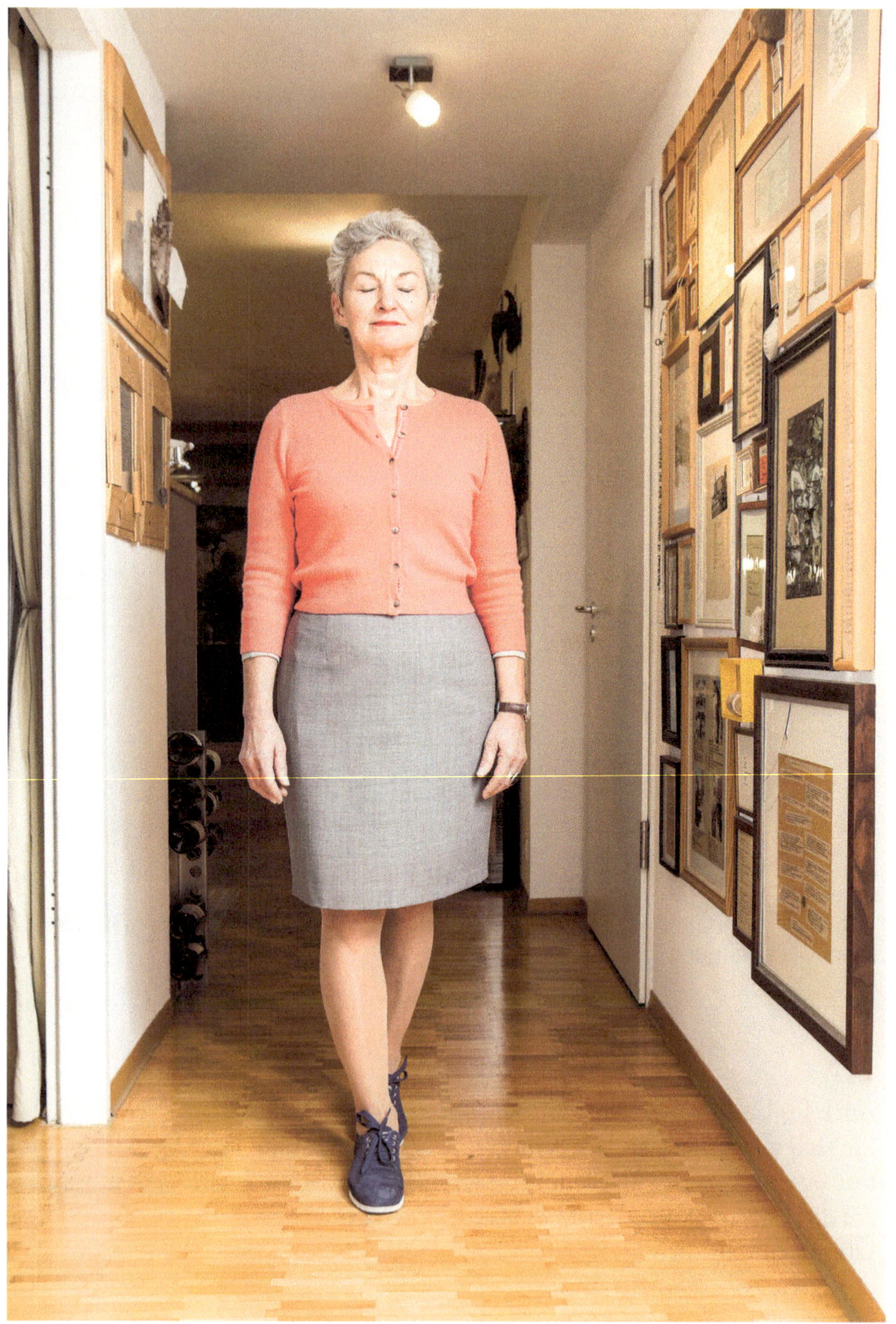

Abb. 3.18 Tandemgang mit geschlossenen Augen entlang einer Wand. (Mit freundlicher Genehmigung des EU-Projektes PreventIT)

4

Krafttraining

Bis zu einem Alter von 80 Jahren verlieren Menschen etwa 20–40 % ihrer Muskelmasse. Neben biologischen Ursachen spielt auch die reduzierte körperliche Aktivität im Alter eine wesentliche Rolle beim Muskelabbau. Viele wissenschaftliche Studien zeigen, dass selbst im weit fortgeschrittenen Alter noch effektiv Muskulatur aufgebaut werden kann. Schon leichte Übungen, welche regelmäßig durchgeführt werden, können dem Muskelabbau effektiv entgegenwirken.

Mit zunehmendem Alter ist eine Verbesserung der Kraft in der Fußgelenks-, Knie-, Oberschenkel- und Hüftmuskulatur von besonderer Bedeutung. Dadurch fallen alltägliche Aktivitäten wie Gehen, Treppensteigen oder von einem Stuhl aufstehen leichter. Gelingt es Ihnen, alltägliche Aufgaben wie z. B. Einkaufen oder einen Haushalt führen müheloser zu bewältigen, so können Sie Ihre Selbständigkeit gut erhalten und das Risiko zu stürzen sinkt zugleich.

Um Ihre Muskeln zu kräftigen, müssen Sie diese adäquat belasten. Regelmäßige Belastung führt zur Anpassung der Muskulatur und lässt diese kräftiger werden. Anstatt Tätigkeiten wie Wäsche aufhängen oder Gartenarbeit zu vereinfachen, sollten Sie Ihre Muskeln während dieser Aktivitäten gezielt fordern.

Im Rahmen des LiFE Konzepts benötigen Sie keine zusätzlichen Gewichte, um Ihre Muskeln zu kräftigen. Ihr Körpergewicht oder Alltagsgegenstände wie z. B. Einkaufstaschen reichen für die Übungen aus.

Elektronisches Zusatzmaterial: Die Online-Version für das Kapitel (https://doi.org/10.1007/978-3-662-56293-2_4) enthält Zusatzmaterial, das berechtigten Benutzern zur Verfügung steht. Oder laden Sie sich zum Streamen der Videos die „Springer Multimedia App" aus dem iOS- oder Android-App-Store und scannen Sie die Abbildung, die den „Playbutton" enthält

Welche Muskeln müssen gekräftigt werden, um sich im Alltag sicherer bewegen zu können?

Für sicheres Bewegen im Alltag ist es am wichtigsten, die Bein- und Fußmuskulatur zu trainieren. Gerade auf unebener Strecke benötigen Sie starke Muskeln und stabile Gelenke, welche Ihnen helfen, sicher an Ihr Ziel zu gelangen.

Die Muskeln rund um die **Hüften**:

- Die Muskeln seitlich der Hüften sind wichtig, um die Beine und die Hüfte beim Stehen und Gehen zu stabilisieren.
- Die Muskeln am Gesäß und am unteren Rücken stabilisieren ebenfalls die Beine und die Hüften beim Stehen und Gehen.
- Ihre Gesäßmuskulatur benötigen Sie außerdem, um von einem Stuhl oder aus dem Bett aufzustehen.

Die Muskeln der **Oberschenkel** und rund um das **Knie**:

- Die Muskeln auf der Oberschenkel- und Knievorderseite sind wichtig zum Aufstehen und Hinsetzen, außerdem zum Treppensteigen oder um in die Hocke zu gehen.
- Die Muskeln der Oberschenkel- und Knierückseite sind wichtig, um das Knie beim Gehen oder Treppensteigen zu stabilisieren.

Die Muskeln rund um die **Fußgelenke**:

- Die Muskeln am Schienbein heben den Fuß und die Zehen beim Gehen vom Boden ab. Wenn Sie den Fuß beim Gehen kontrolliert anheben, reduzieren Sie die Wahrscheinlichkeit, mit den Zehen „hängenzubleiben" und zu stolpern.
- Die Muskeln in der Wade brauchen Sie, um sich beim Gehen mit den Zehen vom Boden abdrücken zu können. Damit können Sie sicher gehen und im Bedarfsfall große Schritte machen.

4.1 Die LiFE Prinzipien des Krafttrainings

Das zentrale Prinzip des Krafttrainings lautet: „Beanspruchen Sie Ihre Muskeln!"

Je mehr Ihre Muskeln arbeiten, desto kräftiger werden sie. Aufbauend auf dieser Idee beinhaltet das LiFE Konzept viele Übungen, bei welchen Sie Ihr Körpergewicht nutzen und gegen die Schwerkraft arbeiten. Zudem können Sie alltägliche Gegenstände wie Wäschekörbe oder Getränkeflaschen nutzen, um Ihre Muskeln zu fordern.

Wie Sie Ihre Muskeln beanspruchen

Es gibt ein paar einfache Tricks, wie Sie Ihre Muskeln im Alltag mehr beanspruchen. Sie können beispielsweise:

- Bewegungen **häufiger** durchführen. Häufigeres Treppensteigen steigert beispielsweise effektiv Ihre Beinkraft.
- Bewegungen **langsamer** durchführen. Sie können sich z. B. bewusst langsamer hinsetzen. Ihre Muskeln müssen dadurch länger und intensiver arbeiten, als wenn Sie sich auf den Stuhl „plumpsen" lassen.
- Bewegungen mit **weniger Muskeln** durchführen. Sie können z. B. das Aufstehen und Hinsetzen nur mit den Beinen durchführen und sich nicht mit den Armen unterstützen. Dadurch muss Ihre Beinmuskulatur intensiver arbeiten.
- Bewegungen mit **Zusatzgewicht** durchführen. Nutzen Sie das Treppensteigen gezielt als Ihr tägliches Muskeltraining, während Sie Einkaufstaschen oder andere Gegenstände tragen.

Suchen Sie gezielt nach Alltagstätigkeiten, die Ihre Muskeln beanspruchen. Suchen Sie *nicht* nach Möglichkeiten, Ihre Muskeln im Alltag zu entlasten. Machen Sie sich Situationen bewusst, in denen Sie Ihre Muskeln entlasten, und versuchen Sie diese mit verstärkter Muskelaktivität durchzuführen.

Sie brauchen die einzelnen Übungen nicht beabsichtigt oft hintereinander wiederholen. Sich über den Tag verteilt häufig hinzusetzen und wieder aufzustehen ist ähnlich effektiv wie gezielt durchgeführte Kniebeugen.

4.2 LiFE Kraftübungen

Für das LiFE Konzept wurden 7 Kraftübungen zusammengestellt. Diese ermöglichen es Ihnen, Ihre Muskeln bei alltäglichen Aufgaben zu beanspruchen.

Die LiFE Kraftübungen lauten:

1. Kniebeugen
2. Aufstehen – normaler Stuhl, niedriger Stuhl
3. Auf die Zehenspitzen – stehen und gehen
4. Auf die Fersen – stehen und gehen
5. Treppensteigen
6. Seitwärts gehen
7. Muskeln anspannen

Im Folgenden werden die Kraftübungen anhand von Bildern, Anleitungen und Tipps genau erklärt. Darüber hinaus erhalten Sie Anregungen, wie Sie die Kraftübungen in Ihren Alltag einbauen können.

Sie sollten die Kraftübungen während alltäglicher Bewegungen durchführen. Hier einige Alltagssituationen, bei denen die Kraftübungen durchgeführt werden können:

- tägliche Aktivitäten wie Anziehen oder Körperpflege,
- Haushaltsaktivitäten wie Kochen, Staubwischen, Putzen, Waschen, Gartenarbeit oder Auto waschen,
- Freizeitaktivitäten wie Spazieren, Tanzen, Lesen oder Fernsehen.

4.2.1 Kniebeugen

Kniebeugen eignen sich zum Training von Hüft-, Oberschenkel-, Waden-, Gesäß- und Fußmuskulatur. Anstatt sich mit dem Rücken vorzubeugen, um etwas aufzuheben, sollten Sie versuchen, eine Kniebeuge zu machen. Wenn Sie beispielsweise den Tisch decken oder etwas aus dem unteren Fach eines Schrankes nehmen wollen, dann gehen Sie dabei in die Knie, anstatt sich zu bücken (Abb. 4.1, Video 4.1, Abb. 4.2, Video 4.2). Dies stärkt nicht nur Ihre Beine, sondern schont auch noch Ihren Rücken.

Sie können die Schwierigkeit der Kniebeuge variieren: Wenn Ihnen die Übung schwerfällt, dann gehen Sie zunächst nur ein Stück in die Knie. Wenn Sie keine Schwierigkeiten oder Schmerzen haben, können Sie die Knie mehr beugen. Egal wie tief Sie es schaffen, in die Knie zu gehen, es wird Ihnen helfen, Ihre Beinmuskulatur effektiv zu kräftigen. Machen Sie Kniebeugen im Alltag – so oft es geht.

Hierbei gilt:

- Je langsamer Sie in die Knie gehen, desto mehr beanspruchen Sie Ihre Muskeln.
- Wenn Sie die Kniebeuge etwas länger halten, müssen Ihre Muskeln intensiver arbeiten.
- Je tiefer Sie in die Knie gehen, desto stärker beanspruchen Sie Ihre Muskeln.

> **Tipp**
> Räumen Sie Gegenstände, die Sie häufig verwenden, in ein niedriges Fach in Bad oder Küche, damit Sie in die Knie gehen müssen, um diese erreichen zu können.

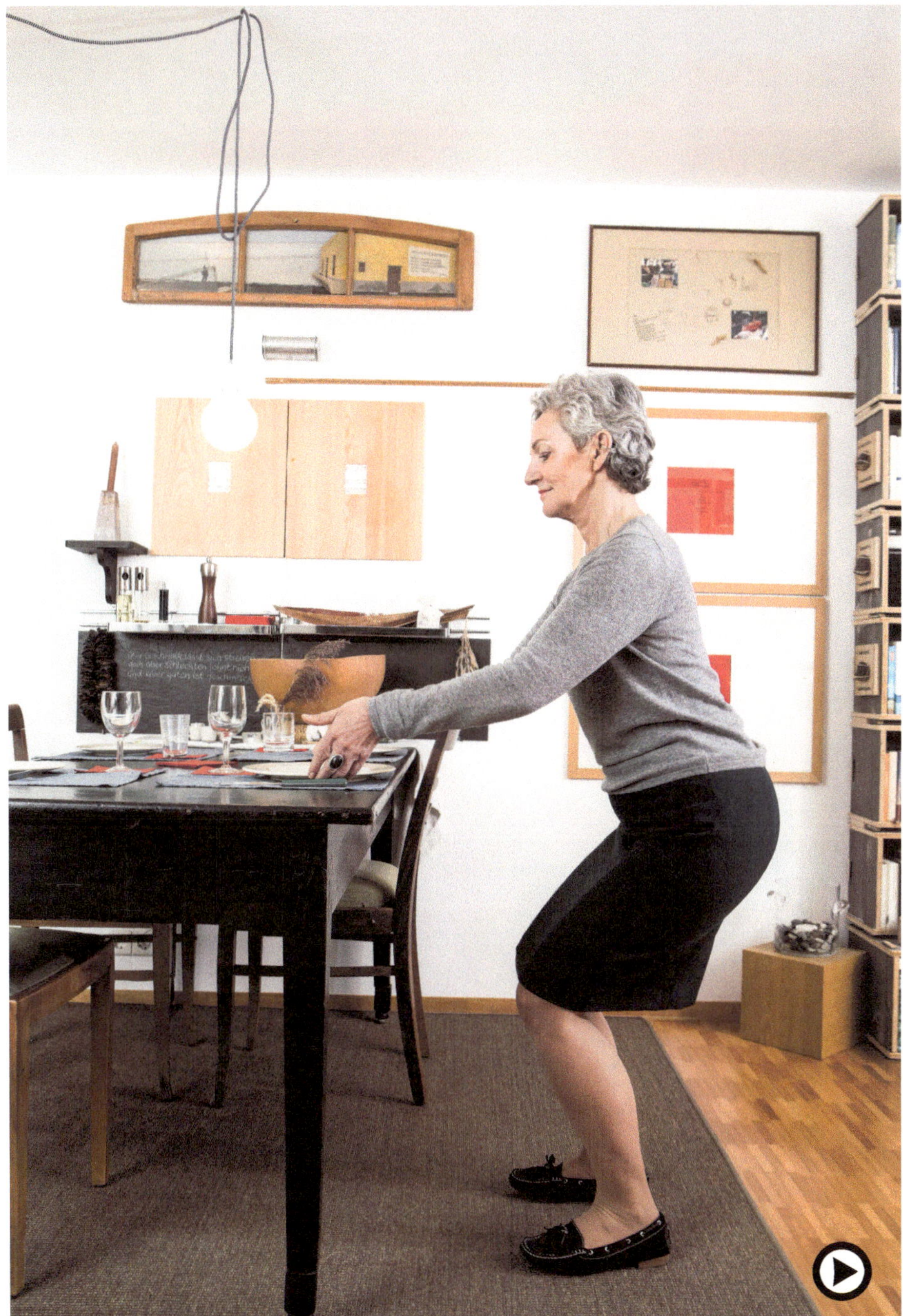

Abb. 4.1 Leicht gebeugte Knie, um den Tisch zu decken (Video 4.1) (Mit freundlicher Genehmigung des EU-Projektes PreventIT) (https://doi.org/10.1007/000-1p3)

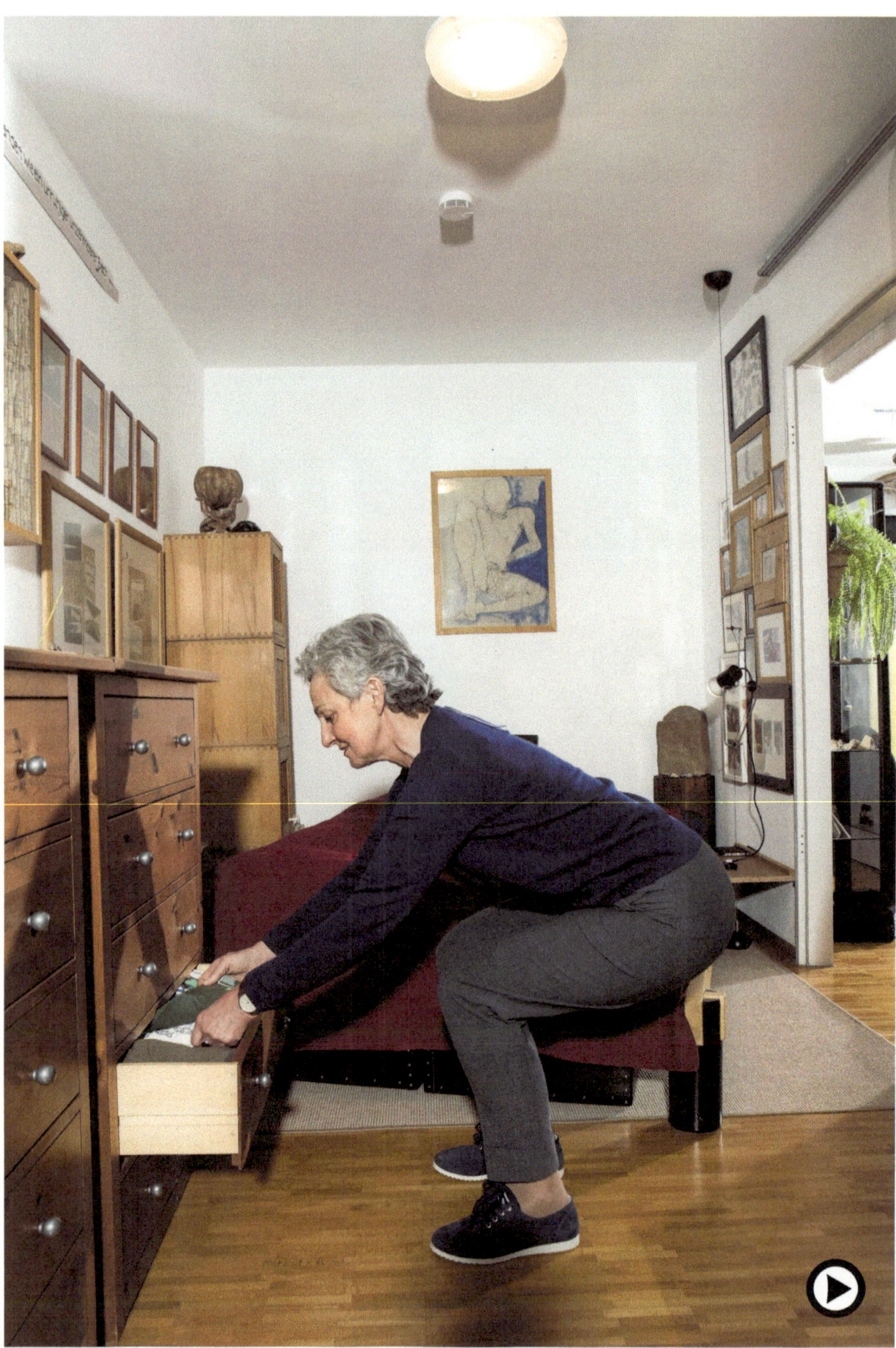

Abb. 4.2 Kniebeuge, um die Socken aus der untersten Schublade zu nehmen (Video 4.2) (Mit freundlicher Genehmigung des EU-Projektes PreventIT) (https://doi.org/10.1007/ 00-1p2)

Anleitung zur Kniebeuge

1. Stellen Sie Ihre Beine hüftbreit auseinander, die Zehenspitzen zeigen nach vorne und die Füße stehen parallel zueinander.
2. Beugen Sie nun Ihre Knie.
3. Sie müssen keine volle Kniebeuge machen (Knie um 90° beugen) – es reicht auch, ein Stück (ca. 45°) in die Knie gehen.
4. Schieben Sie bei der Übung Ihr Gesäß nach hinten und lassen Sie das Gewicht auf den Fersen.
5. Achten Sie darauf, dass die Knie dabei nicht über die Zehenspitzen nach vorne hinausgeschoben werden. So vermeiden Sie Schmerzen und unnötig Druck auf das Knie.
6. Knie und Zehenspitzen sollten in eine Richtung zeigen. Die Knie sollten nicht nach innen kippen.
7. Ziel ist es, die Knie zu beugen, nicht den Rücken – dieser sollte möglichst gerade bleiben.

Mögliche Alltagsaktivitäten, bei welchen Sie Kniebeugen gut durchführen können

Gehen Sie in die Knie, wenn Sie

- die Fernbedienung vom Wohnzimmertisch nehmen,
- etwas aus den Unterschränken in der Küche herausholen,
- Dinge in die unteren Küchenschränke zurückräumen,
- die Spülmaschine aus- oder einräumen,
- Socken und Unterwäsche aus der Schublade nehmen,
- einen Stift oder ein Taschentuch aufheben, das Ihnen versehentlich hinuntergefallen ist,
- die Blumen gießen,
- Schubladen oder Schränke öffnen oder schließen, welche sich unterhalb Ihrer Taille befinden.

Schmerzen

Wenn Sie bei Kniebeugen zunehmende Knieschmerzen haben oder aber einen stechenden Schmerz in Ihrer Muskulatur oder Ihren Gelenken verspüren, sollten Sie mit dieser Übung aufhören und Ihren Arzt oder Therapeuten kontaktieren. Es kann sein, dass Sie die Durchführung der Kniebeugen verändern müssen.

> **Sicherheitshinweis**
>
> Vergewissern Sie sich, dass Sie etwas Stabiles zum Festhalten in der Nähe haben (z. B. ein Waschbecken oder die Arbeitsplatte in der Küche). Versuchen Sie, auch wenn das nicht einfach ist, Ihre Knie zu beugen, ohne sich dabei festzuhalten. Aber vergessen Sie nicht, Sie trainieren dennoch Ihre Kraft, auch wenn Sie sich abstützen.

Sobald Sie diese Übung besser beherrschen, können Sie einige häufig benutzte Gegenstände an einem anderen Ort aufbewahren, sodass Sie in die Knie gehen müssen, um daran zu gelangen. Hier einige Ideen:

- Stellen Sie das Geschirrspülmittel in den Schrank unter die Spüle.
- Stellen Sie die Zahnpasta in den Schrank unter das Waschbecken.
- Räumen Sie das Waschmittel in ein tieferes Regalfach.

4.2.2 Aufstehen

Eine sehr einfache, aber effektive Übung, um die Beinkraft zu stärken, ist es, am Tag häufiger aufzustehen. Unterbrechen Sie sitzende Tätigkeiten regelmäßig, indem Sie aufstehen, z. B. um sich etwas zu trinken zu holen (Abb. 4.3a,b).

Noch effektiver wird diese Übung, wenn Sie beim Aufstehen die Arme nicht dazu einsetzen, um sich nach oben zu drücken (Abb. 4.4a,b, Video 4.4a). Falls Ihnen das nicht gleich gelingen sollte, dann versuchen Sie den Armeinsatz schrittweise zu reduzieren. Beispielsweise können Sie sich statt mit der ganzen Handfläche nur mit den Fingerspitzen abstützen. Setzen Sie gezielt die Kraft Ihrer Beine ein.

Vermeiden Sie es, mit viel Schwung aufzustehen. Verwenden Sie stattdessen Ihre Beinkraft und stehen Sie langsam und kontrolliert auf. Damit beanspruchen Sie Ihre Muskeln stärker. Das gleiche gilt beim Hinsetzen. Lassen Sie sich hier nicht in den Stuhl plumpsen. Setzen Sie sich stattdessen langsam und kontrolliert hin. Ihre Muskeln müssen dadurch intensiver arbeiten. Zusätzlich trainieren Sie damit Ihr Gleichgewicht.

Anleitung zum Aufstehen vom Stuhl

1. Setzen Sie sich eher auf den vorderen Teil des Stuhls.
2. Ihre Füße sollen nicht zu weit vorne stehen, sondern eher etwas nach hinten versetzt unterhalb der Knie.

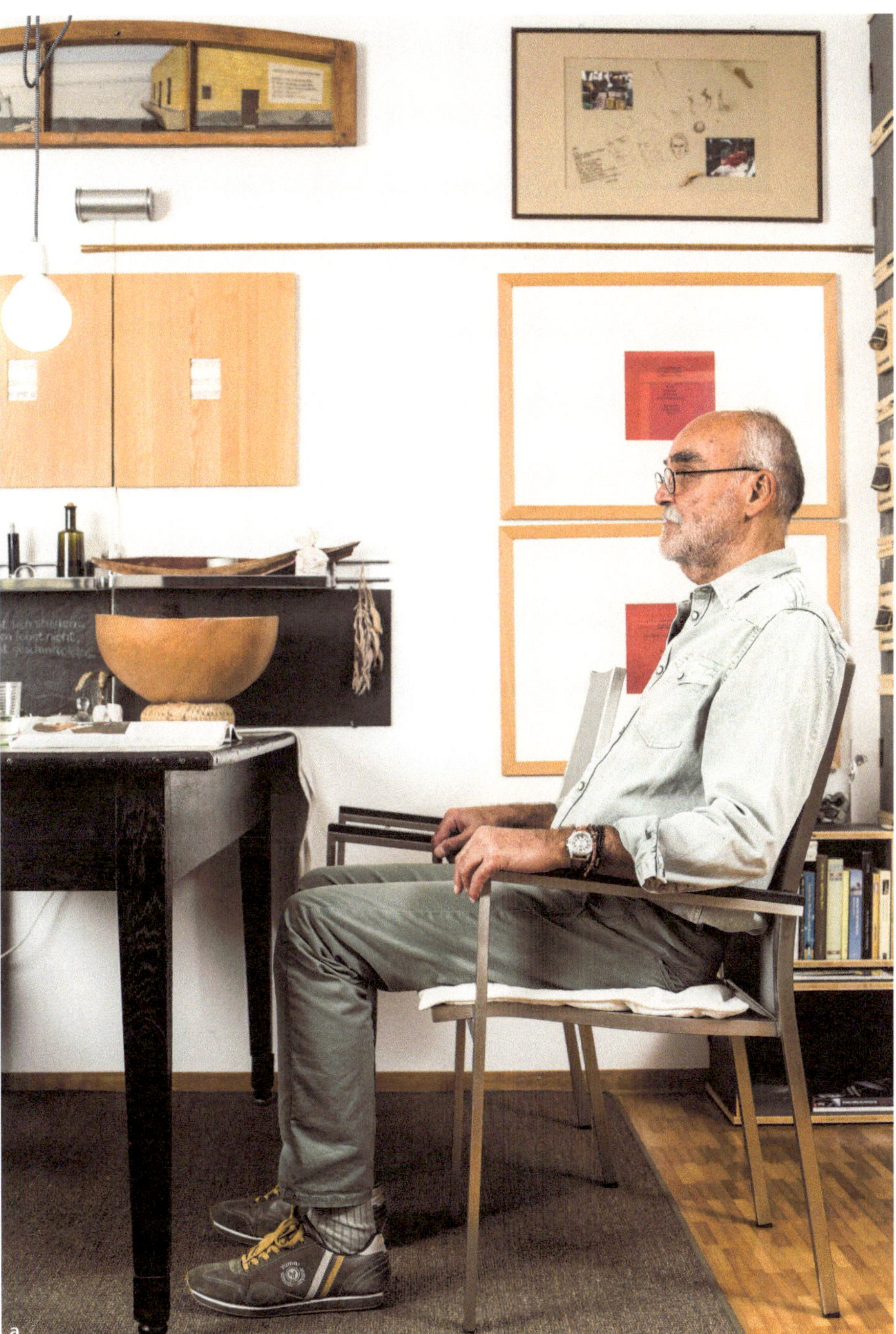

Abb. 4.3a Aufstehen mit Unterstützung der Armlehne (Beide Bilder mit freundlicher Genehmigung des BMBF-Projektes LiFE-is-LiFE)

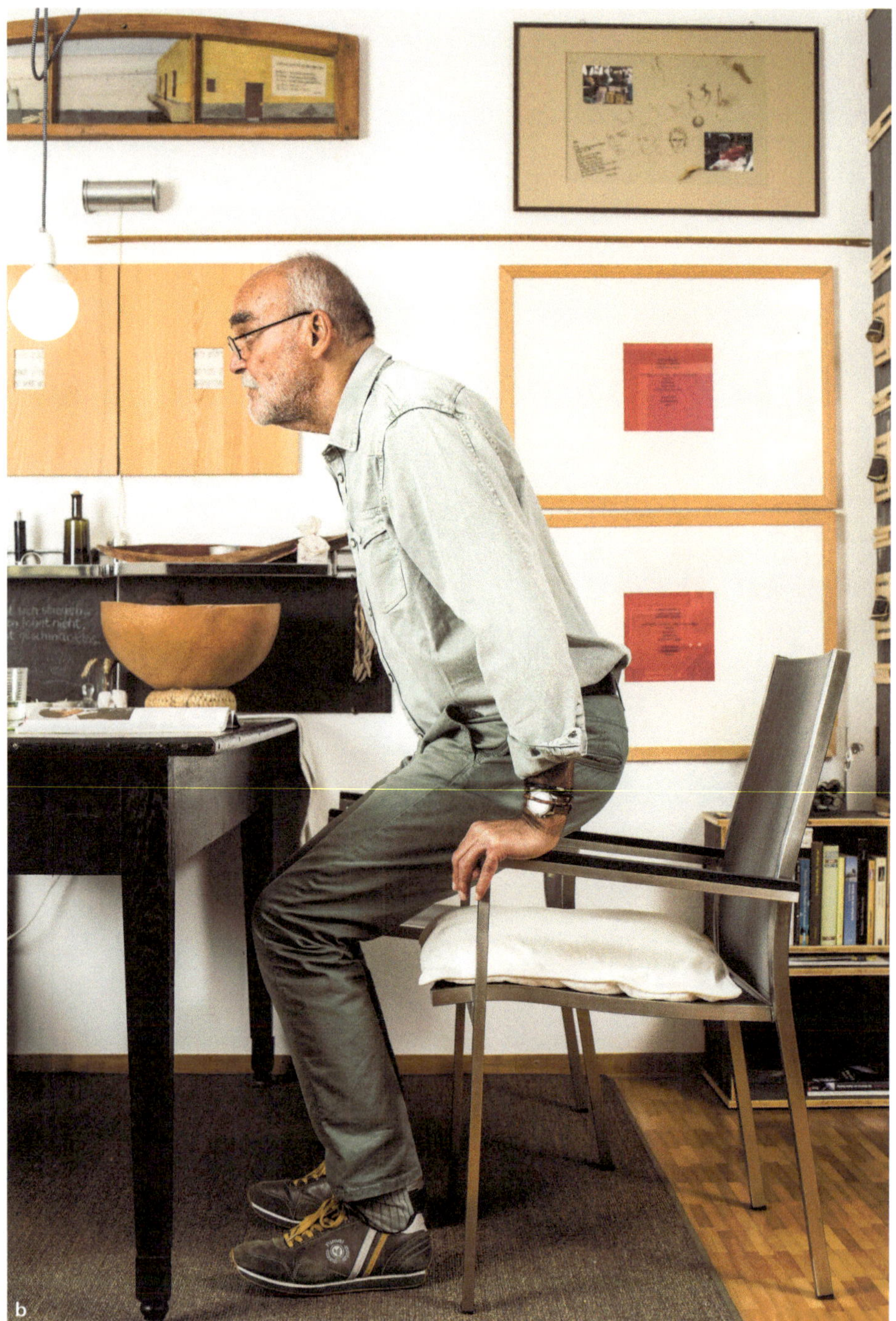

Abb. 4.3b   Aufstehen mit Unterstützung der Armlehne (Beide Bilder mit freundlicher Genehmigung des BMBF-Projektes LiFE-is-LiFE)

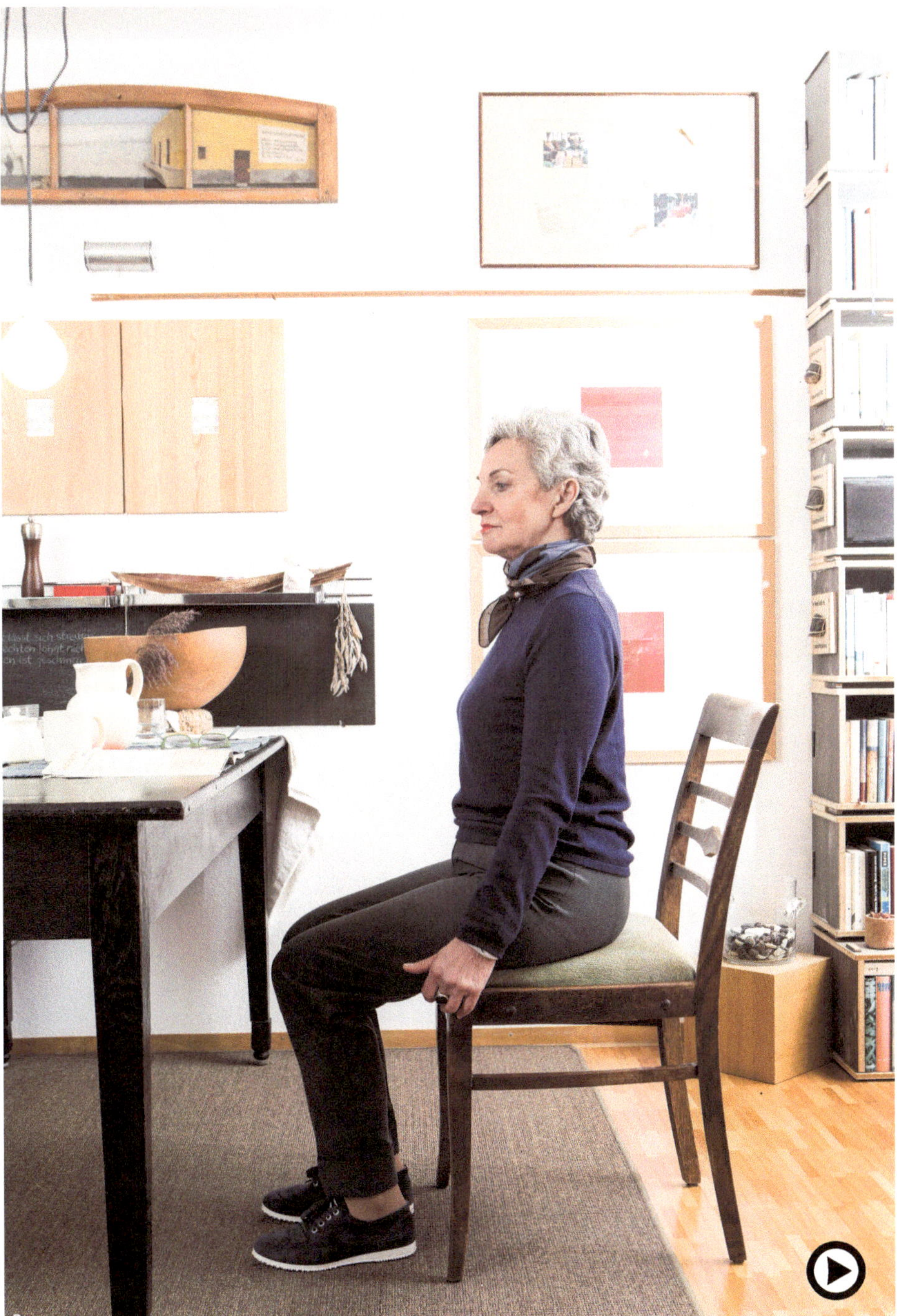

Abb. 4.4a Aufstehen ohne Unterstützung der Arme (Video 4.4a) (Beide Bilder sowie das Video mit freundlicher Genehmigung des EU-Projektes PreventIT) (https://doi.org/10.1007/000-1p1)

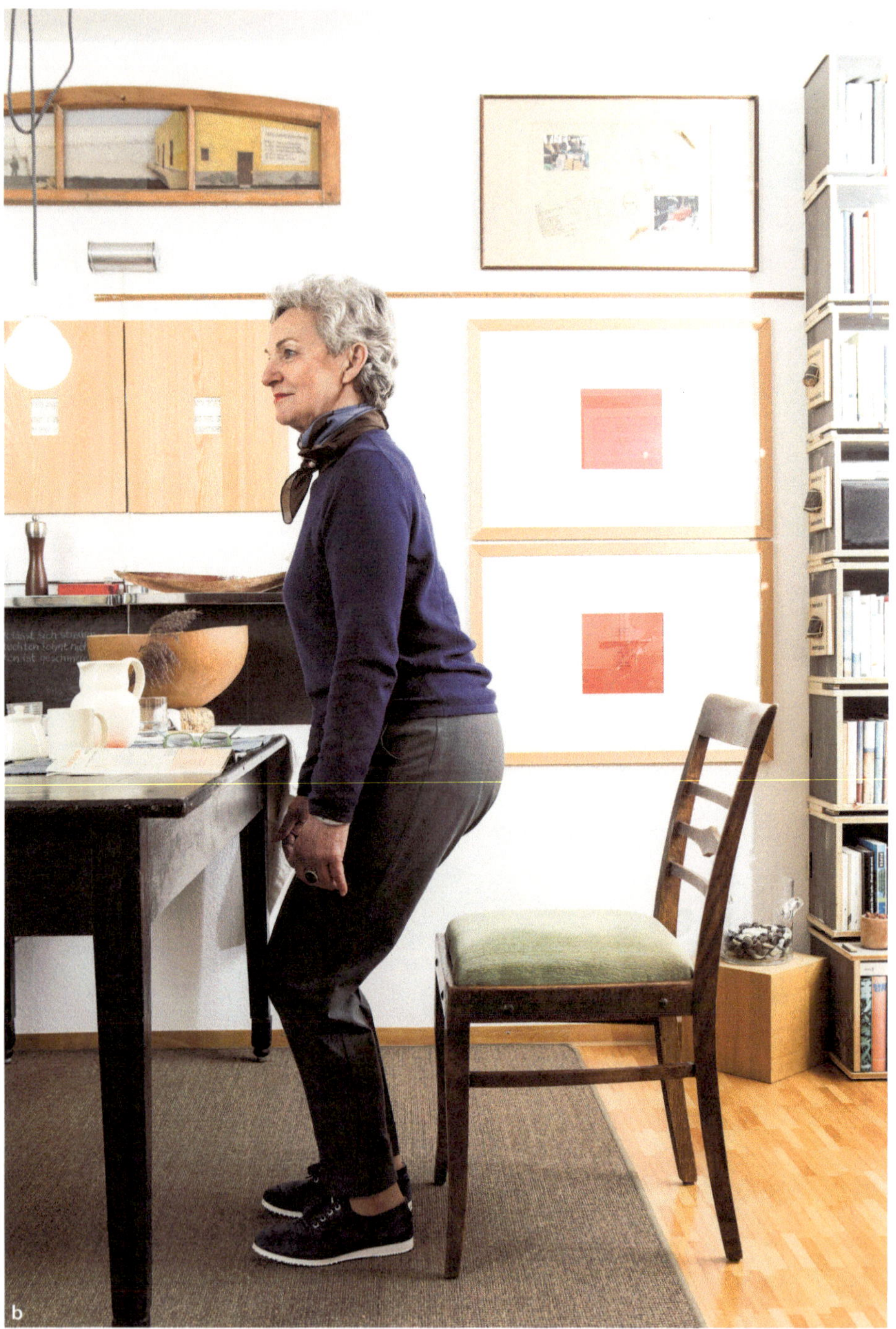

Abb. 4.4b   Aufstehen ohne Unterstützung der Arme (Beide Bilder sowie das Video mit freundlicher Genehmigung des EU-Projektes PreventIT)

3. Lehnen Sie den Oberkörper nach vorne.
4. Versuchen Sie nun, **ohne** Schwung, d. h., langsam und kontrolliert, aufzustehen.
5. Kommen Sie durch die Kraft Ihrer Beine zum Stehen.

Aufstehen vom tiefen Stuhl/Sessel/Sofa/Bett
Je niedriger die Fläche ist, von der Sie aufstehen, umso intensiver müssen Ihre Muskeln arbeiten. Wenn Sie auf einem tiefen Stuhl, Sofa, Sessel oder Bett sitzen, dann versuchen Sie aufzustehen, ohne sich mit den Händen abzustützen (Abb. 4.5a–c).

Mögliche Alltagsaktivitäten, bei welchen Sie das Aufstehen vom Stuhl üben können
Stehen Sie jedes Mal von einem normalen oder tiefen Stuhl/Sessel/Sofa/Bett ohne Einsatz der Hände langsam auf und setzen Sie sich wieder hin, wenn Sie

* Ihre Lieblingsfernsehsendung sehen und Werbung gesendet wird,
* ein Kapitel in einem Buch beenden,
* einen Artikel in einer Zeitung beenden,
* längere Zeit beim Stricken, Nähen oder Warten gesessen haben,
* nach dem Frühstück, Mittag- oder Abendessen vom Tisch aufstehen,
* von der Toilette aufstehen,
* morgens aus dem Bett aufstehen und sich abends auf die Bettkante setzen.

4.2.3 Auf die Zehenspitzen – stehen und gehen

Auf Zehenspitzen stehen

Um Ihre Wadenmuskulatur zu kräftigen, sollten Sie im Alltag regelmäßig in den Zehenstand gehen (Abb. 4.6). Eine gute Wadenmuskulatur gewährleistet Ihnen einen sicheren Stand und hilft Ihnen, kraftvoller und ausdauernder zu gehen.

Gehen Sie beispielsweise immer dann auf die Zehenspitzen, wenn Sie etwas aus einem Wandregal holen – in der Küche (Abb. 4.7), im Bad oder auch im Supermarkt. Je länger Sie dabei auf den Zehenspitzen stehen bleiben, desto intensiver wird Ihre Muskulatur beansprucht.

Bei vielen Tätigkeiten können Sie auch wiederholt auf die Zehenspitzen gehen – sei es beim Haare föhnen oder während Sie an der Ampel oder Bushaltestelle warten.

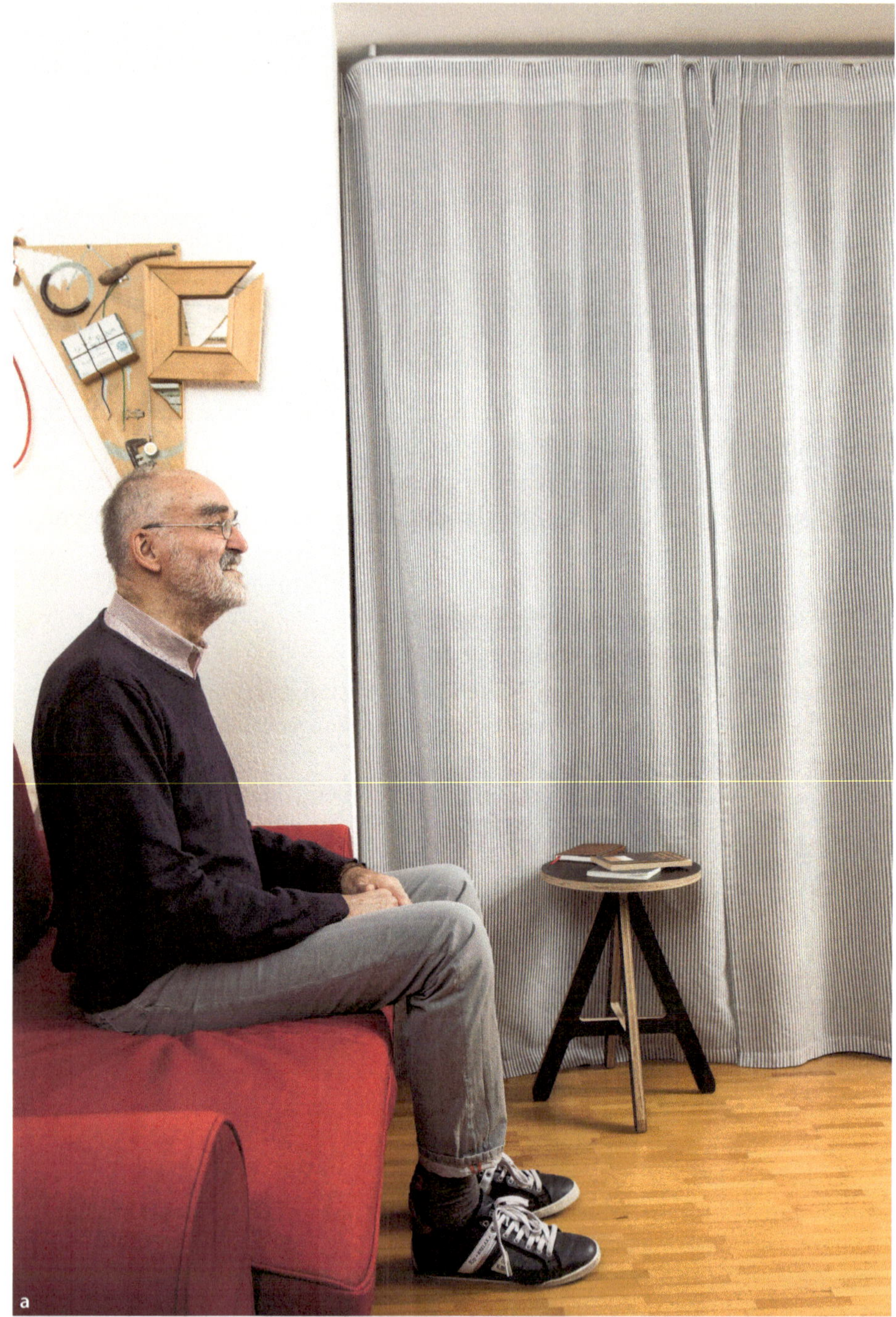

Abb. 4.5a Von einem tiefen Sofa aufstehen ohne Abstützen mit den Armen (Alle Bilder mit freundlicher Genehmigung des EU-Projektes PreventIT)

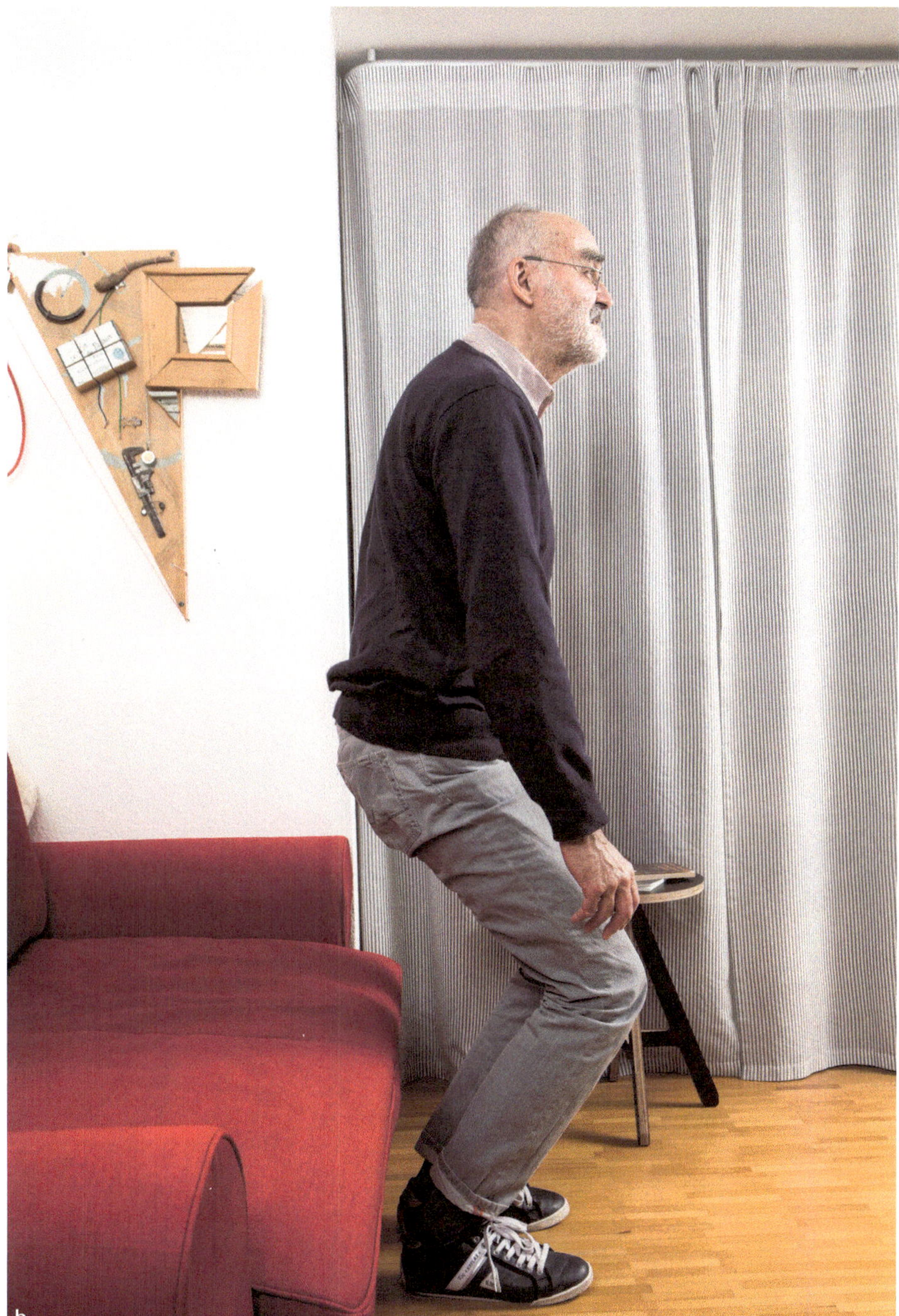

Abb. 4.5b Von einem tiefen Sofa aufstehen ohne Abstützen mit den Armen (Alle Bilder mit freundlicher Genehmigung des EU-Projektes PreventIT)

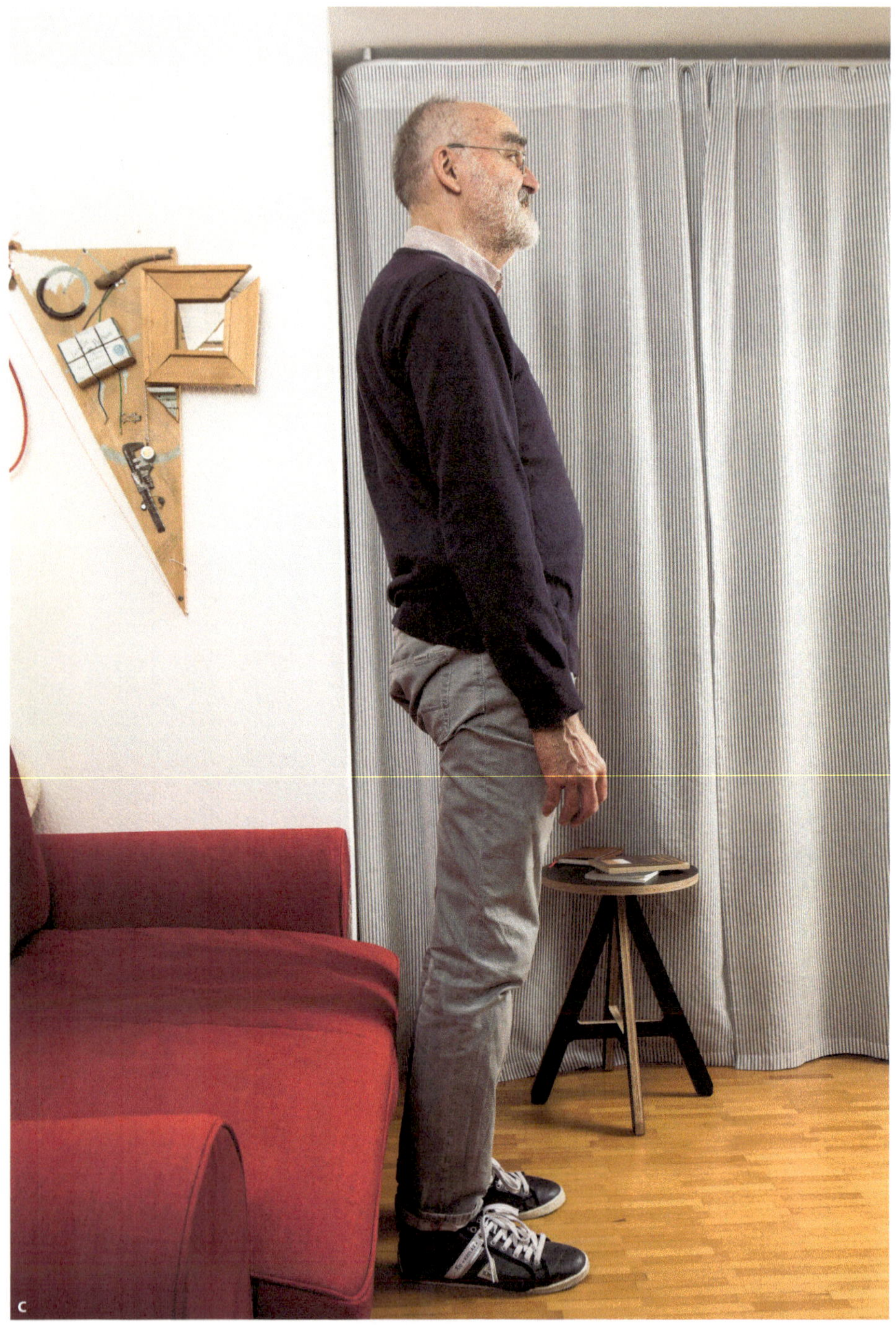

Abb. 4.5c Von einem tiefen Sofa aufstehen ohne Abstützen mit den Armen (Alle Bilder mit freundlicher Genehmigung des EU-Projektes PreventIT)

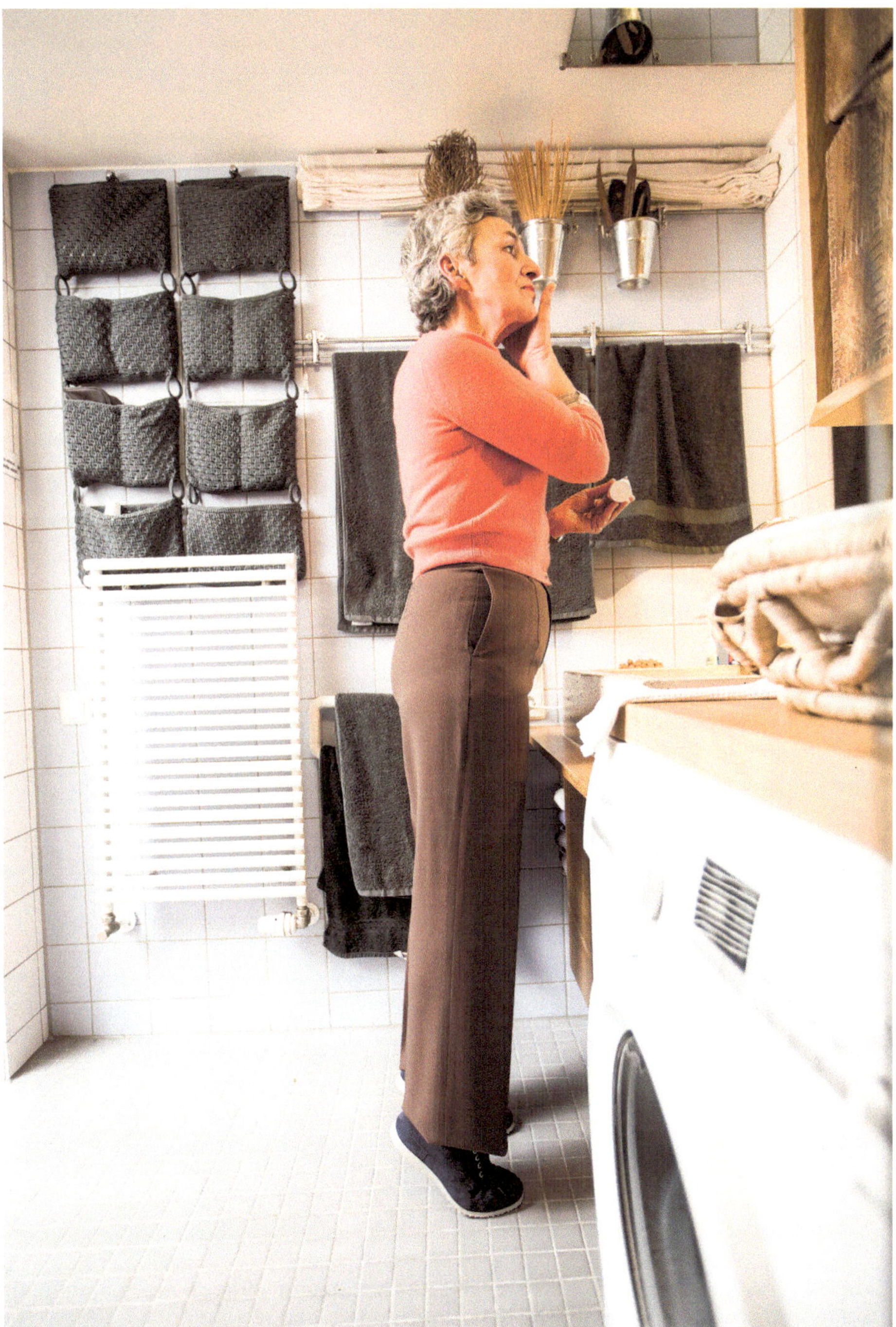

Abb. 4.6 Auf Zehenspitzen stehen (Mit freundlicher Genehmigung des EU-Projektes PreventIT)

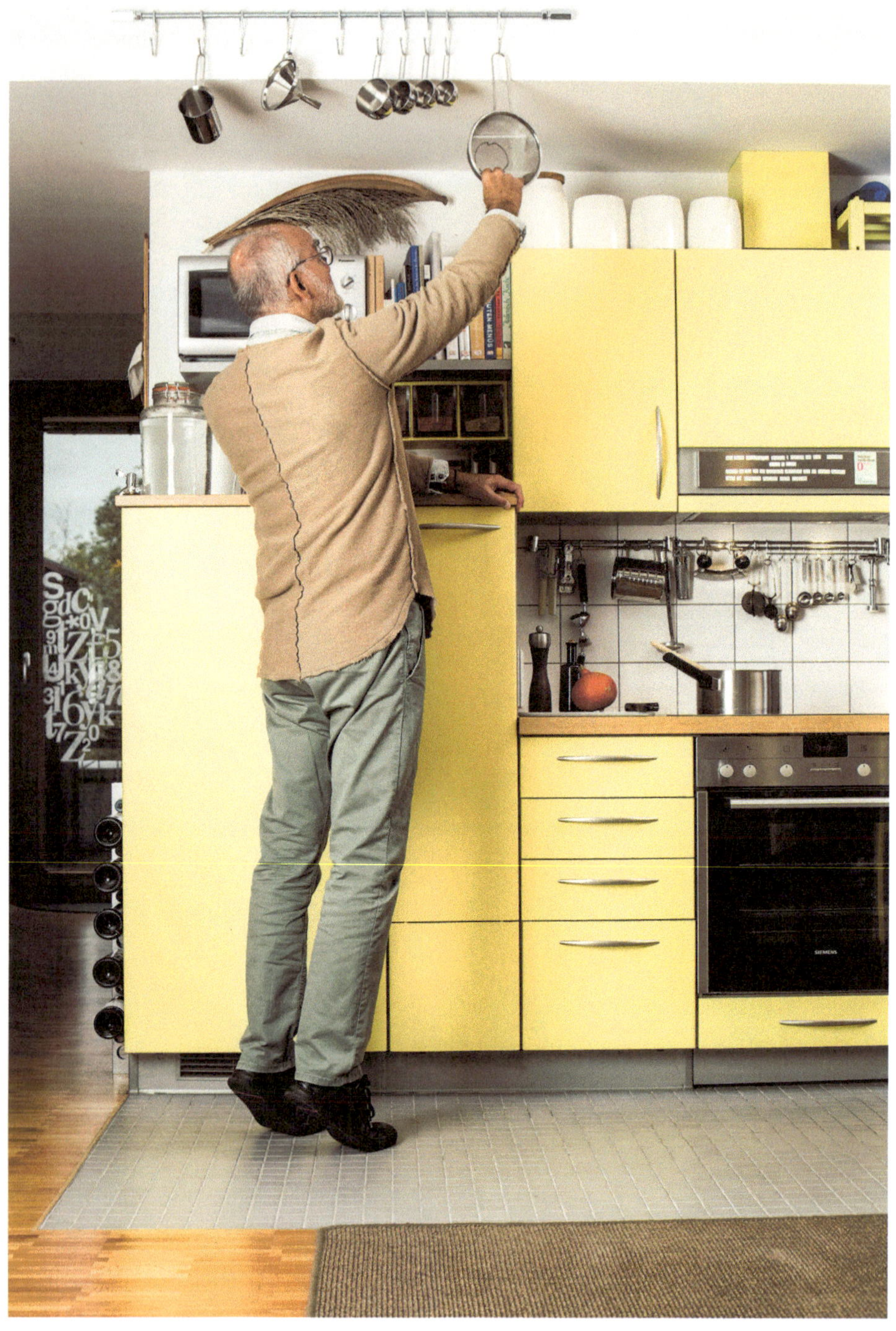

Abb. 4.7 Auf Zehenspitzen stehen mit Unterstützung einer Hand während des Greifens nach einem Gegenstand, der sich oberhalb der Schulterhöhe befindet (Mit freundlicher Genehmigung des BMBF-Projektes LiFE-is-LiFE)

Mit dieser Übung trainieren Sie nicht nur Ihre Kraft, sondern auch Ihr Gleichgewicht, insbesondere, wenn Sie den Zehenstand durchführen, ohne sich festzuhalten.

Anleitung zum Stehen auf den Zehenspitzen

1. Stützen Sie sich zu Beginn ab, um das Gleichgewicht zu halten.
2. Heben Sie die Fersen vom Boden ab und stellen Sie sich auf Ihre Fußballen.
3. Schon minimales Anheben der Fersen ist effektiv.
4. Wenn Sie die Übung nach regelmäßiger Durchführung sicher beherrschen, dann versuchen Sie diese ohne Festhalten auszuführen.

Mögliche Alltagsaktivitäten, bei welchen Sie auf den Zehenspitzen stehen können
Stehen Sie auf den Zehenspitzen,

- um den Mantel von der Garderobe zu nehmen,
- um Gläser oder Tassen aus dem Küchenschrank zu nehmen,
- um ein Hemd oder eine Bluse aus dem Kleiderschrank zu nehmen,
- um an das Waschpulver zu gelangen,
- jedes Mal, wenn Sie das Licht an- oder ausschalten.

Stehen Sie **wiederholte Male** auf den Zehenspitzen, während Sie

- Ihre Zähne putzen,
- telefonieren,
- darauf warten, dass das Teewasser kocht,
- auf den Bus warten.

Auf Zehenspitzen gehen

Auf den Zehenspitzen zu gehen ist eine weitere Form, Ihre Wadenmuskulatur zu kräftigen (Abb. 4.8, Video 4.8). Dies gilt insbesondere dann, wenn Sie einige Meter auf den Zehenspitzen zurücklegen und diese Strecke über die Zeit kontinuierlich verlängern (Abb. 4.9). Neben den Waden werden auch die Muskeln Ihrer Füße trainiert. Eine starke Fuß- und Wadenmuskulatur ermüdet nicht so schnell beim Gehen und hilft Ihnen, das Gleichgewicht zu halten. Je höher Sie die Fersen vom Boden abheben, umso intensiver wird die Übung. Wenn Sie den Zehengang sicher beherrschen, dann können Sie diesen auch durchführen, während Sie einen Gegenstand wie z. B. eine Kaffeetasse

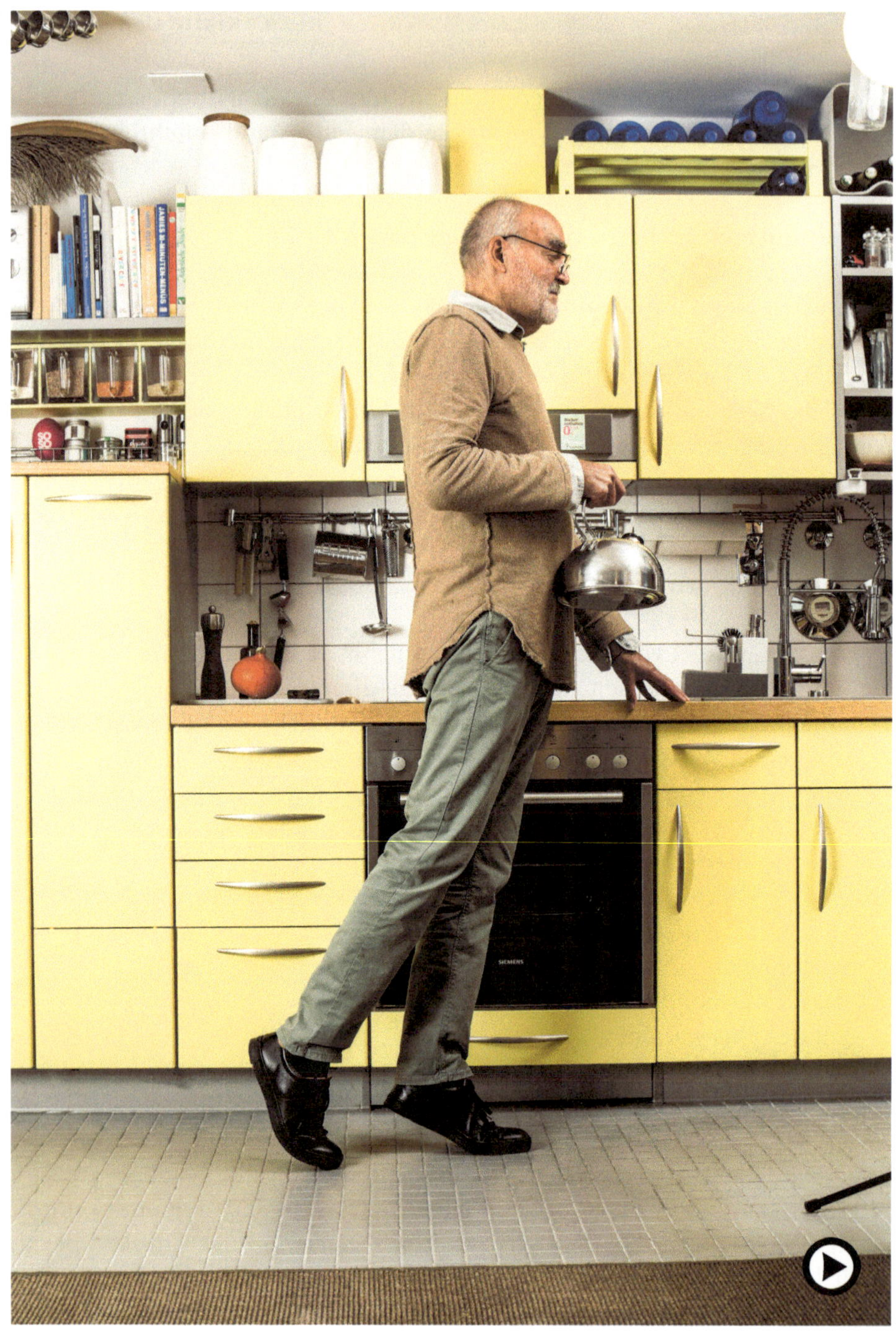

Abb. 4.8 Auf Zehenspitzen gehen mit Unterstützung einer Hand (Mit freundlicher Genehmigung des BMBF Projektes LiFE-is-LiFE; Video 4.8 mit freundlicher Genehmigung des EU-Projektes PreventIT) (https://doi.org/10.1007/000-1p4)

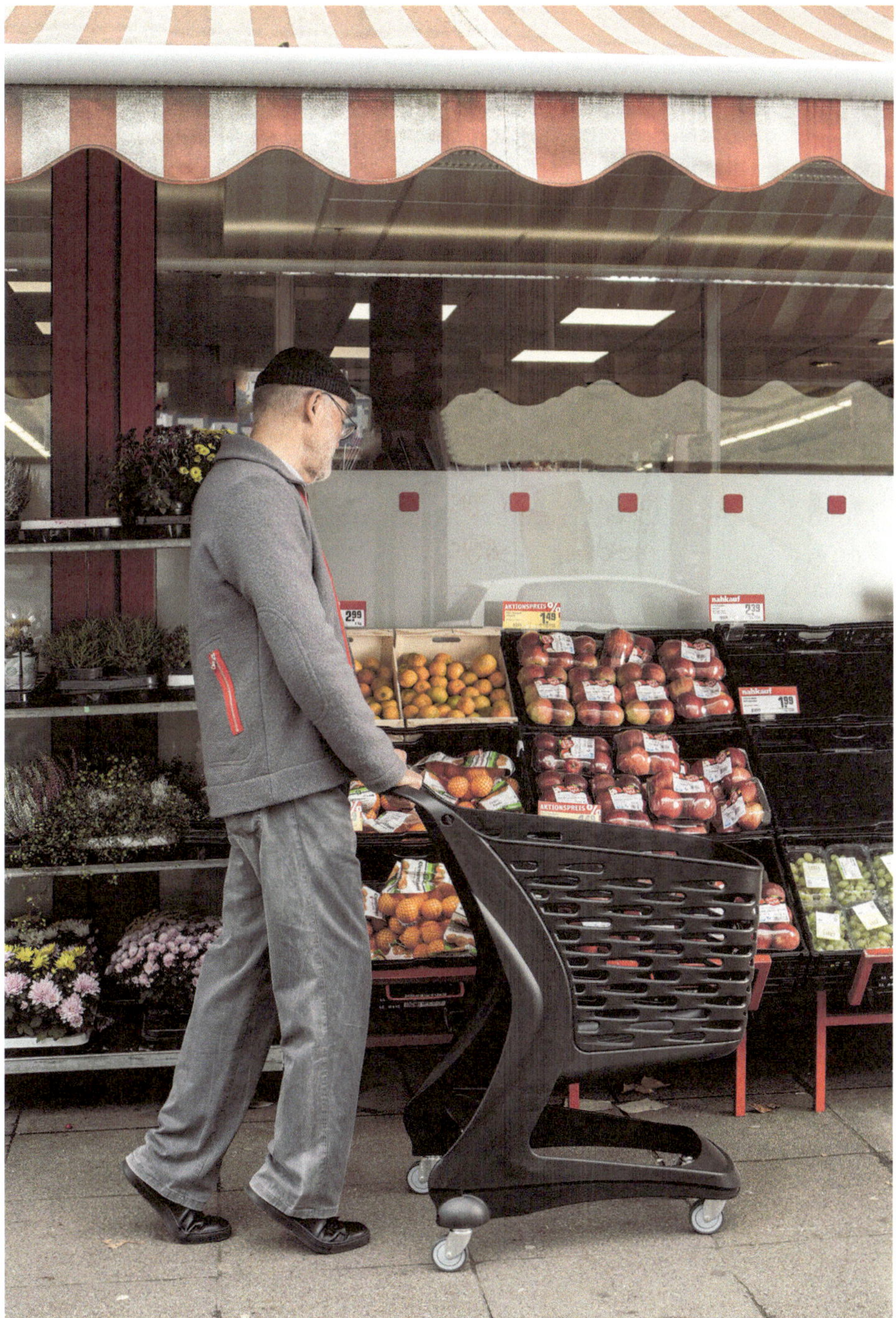

Abb. 4.9 Auf Zehenspitzen gehen mit Halt am Einkaufswagen (Mit freundlicher Genehmigung des BMBF-Projektes LiFE-is-LiFE)

tragen (Abb. 4.10). Diese Übung fordert neben der Wadenmuskulatur auch Ihr Gleichgewicht. Sie können die Übung auch im Freien über eine längere Strecke durchführen. Legen Sie beispielsweise bei Ihrem täglichen Spaziergang einige Meter auf den Zehenspitzen zurück. Das Üben auf den Zehenspitzen wird Ihnen auch helfen, sicherer auf unebenem Boden zu gehen.

Anleitung zum Gehen auf den Zehenspitzen

1. Stützen Sie sich zu Beginn mit den Händen ab.
2. Gehen Sie auf den Zehenspitzen.
3. Heben Sie die Fersen sichtbar vom Boden ab.
4. Wenn Sie die Übung nach regelmäßiger Durchführung sicher beherrschen, dann versuchen Sie diese ohne Festhalten durchzuführen.

Mögliche Alltagsaktivitäten, bei welchen Sie auf den Zehenspitzen gehen können
Gehen Sie auf Zehenspitzen

- an der Arbeitsplatte in der Küche entlang,
- im Flur zur Haustür,
- am Geländer auf dem Balkon,
- um den Küchen- oder Esstisch,
- an der Wand entlang vom Schlafzimmer/Wohnzimmer zur Küche,
- während Sie spazieren gehen, z. B. im Park.

4.2.4 Auf die Fersen – stehen und gehen

Auf den Fersen stehen

Durch das Stehen auf den Fersen gelingt es, gezielt die Muskulatur um das Schienbein herum zu kräftigen. Eine gute Schienbeinmuskulatur erleichtert das Heben des Fußes während des Gehens und beugt dem Stolpern und somit Stürzen vor.

Um auf den Fersen zu stehen, müssen Sie Ihre Zehen vom Boden abheben (Abb. 4.11). Sie werden merken, dass diese Übung anspruchsvoll ist. Gerade zu Beginn kann es möglich sein, dass Sie aufgrund einer schwachen Muskulatur die Fußspitzen nur wenige Millimeter vom Boden abheben können. Hier werden Sie bei regelmäßigem Üben schnell Fortschritte feststellen können.

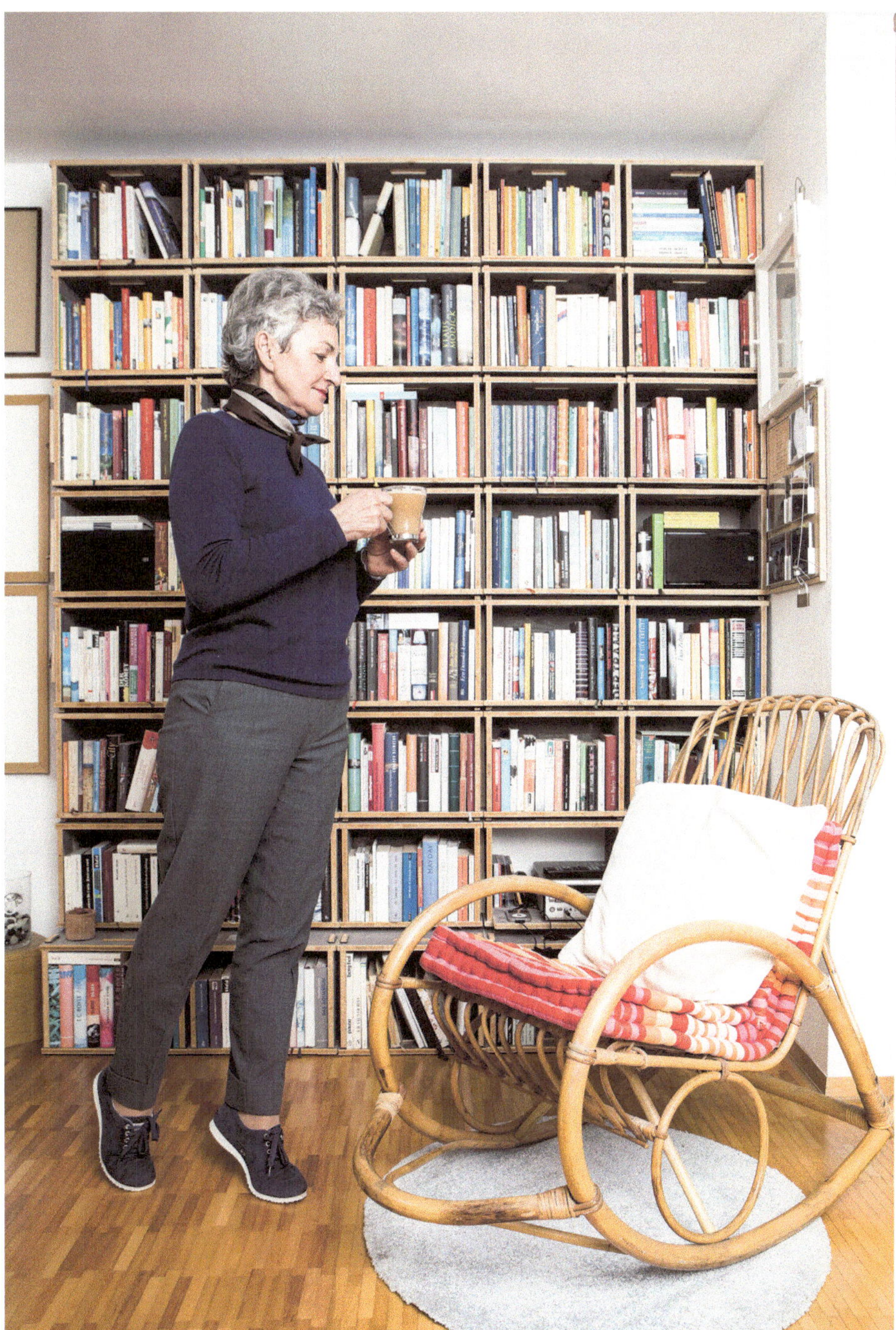

Abb. 4.10   Auf Zehenspitzen gehen und dabei einen Gegenstand tragen (Mit freundlicher Genehmigung des EU-Projektes PreventIT)

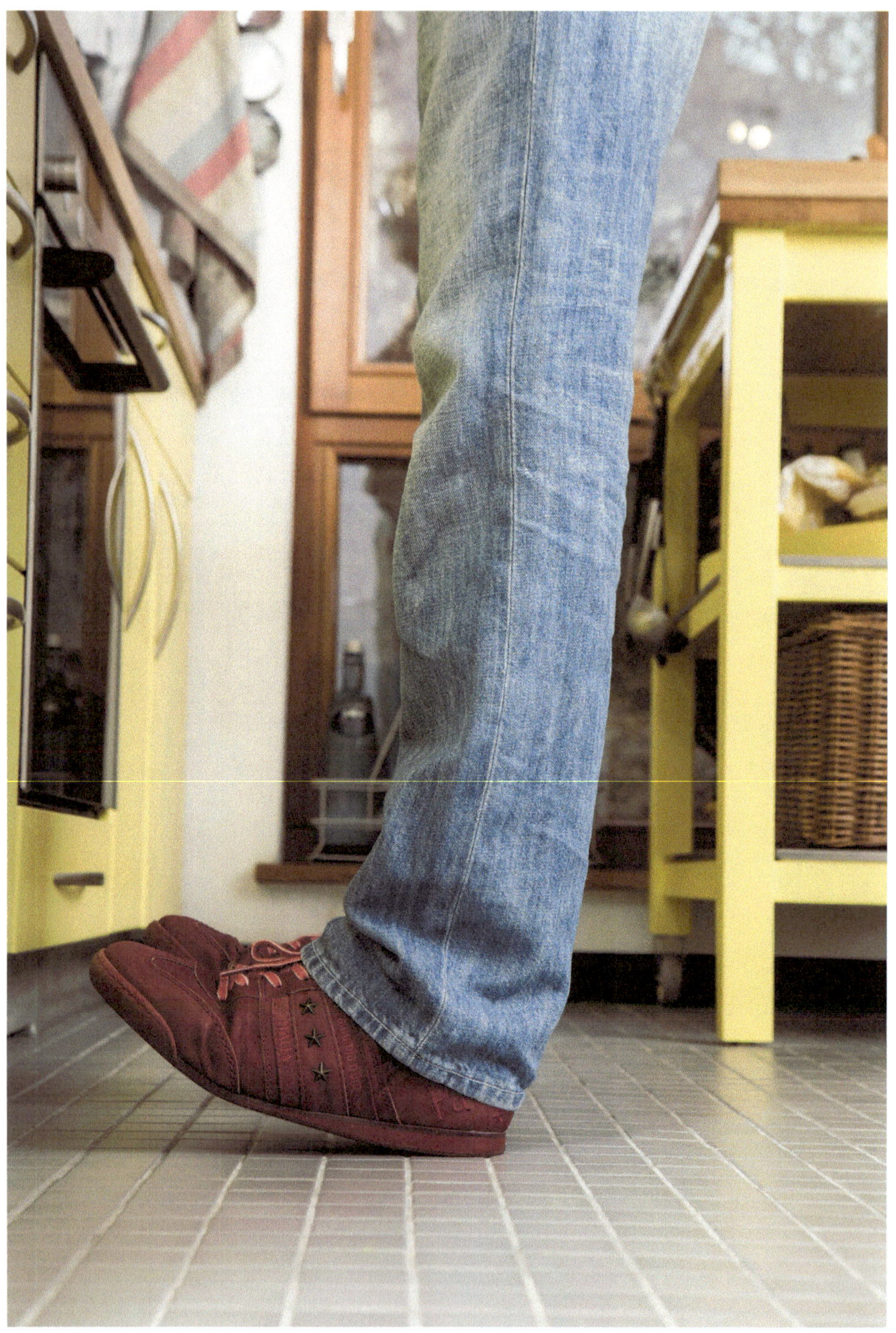

Abb. 4.11   Auf den Fersen stehen zum Training der vorderen Unterschenkelmuskulatur (Mit freundlicher Genehmigung des EU-Projektes PreventIT)

Auch das Gleichgewicht wird bei dieser Übung stark gefordert. Zu Beginn ist es in der Regel notwendig, mit den Händen Halt zu suchen, beispielsweise an einem Türrahmen oder auf der Arbeitsfläche in der Küche (Abb. 4.12).

Anleitung zum Stehen auf den Fersen

1. Heben Sie die Zehen vom Boden ab, sodass Sie ausschließlich auf den Fersen stehen.
2. Stützen Sie sich bei Bedarf mit den Händen ab.
3. Je weiter Sie die Zehen abheben, desto mehr beanspruchen Sie auch Ihr Gleichgewicht bei dieser Kraftübung.
4. Je länger Sie im Fersenstand verweilen, desto effektiver trainieren Sie Ihre Muskulatur.

Mögliche Alltagsaktivitäten, bei welchen Sie auf den Fersen stehen können
Stehen Sie auf den Fersen, während Sie

* darauf warten, dass das Teewasser kocht,
* auf einen Toast warten.

Weitere Alltagsaktivitäten finden Sie in Abschn. 3.3.

Auf den Fersen gehen

Es ist sinnvoll, das „normale Gehen" hin und wieder gezielt zu verändern. Damit trainieren Sie jene Muskeln in Ihren Beinen und Füßen, welche beim normalen Gehen weniger beansprucht werden.

Eine Möglichkeit, Ihren normalen Gang zu verändern, besteht darin, regelmäßig einige Meter auf den Fersen zu gehen. Heben Sie dazu während des Gehens die Zehenspitzen vom Boden ab (Abb. 4.13, Video 4.13). Mit dieser Übung verhindern Sie den Abbau der Muskulatur in Ihren Unterschenkeln und Füßen. Diese Muskulatur ist wichtig, um bis ins hohe Alter sicher und kraftvoll gehen zu können.

Wie der oben beschriebene Zehengang, ist auch der Fersengang eine anspruchsvolle Übung. Gerade zu Beginn kann es sein, dass Sie die Zehen nur wenige Millimeter vom Boden abheben können. Möglicherweise gelingt es Ihnen zu Beginn nur, eine sehr kurze Strecke auf den Fersen zu gehen. Wenn Sie regelmäßig üben, wird sich diese Strecke verlängern. Eventuell wird es Ihnen dann auch gelingen, den Fersengang ohne Festhalten durchzuführen.

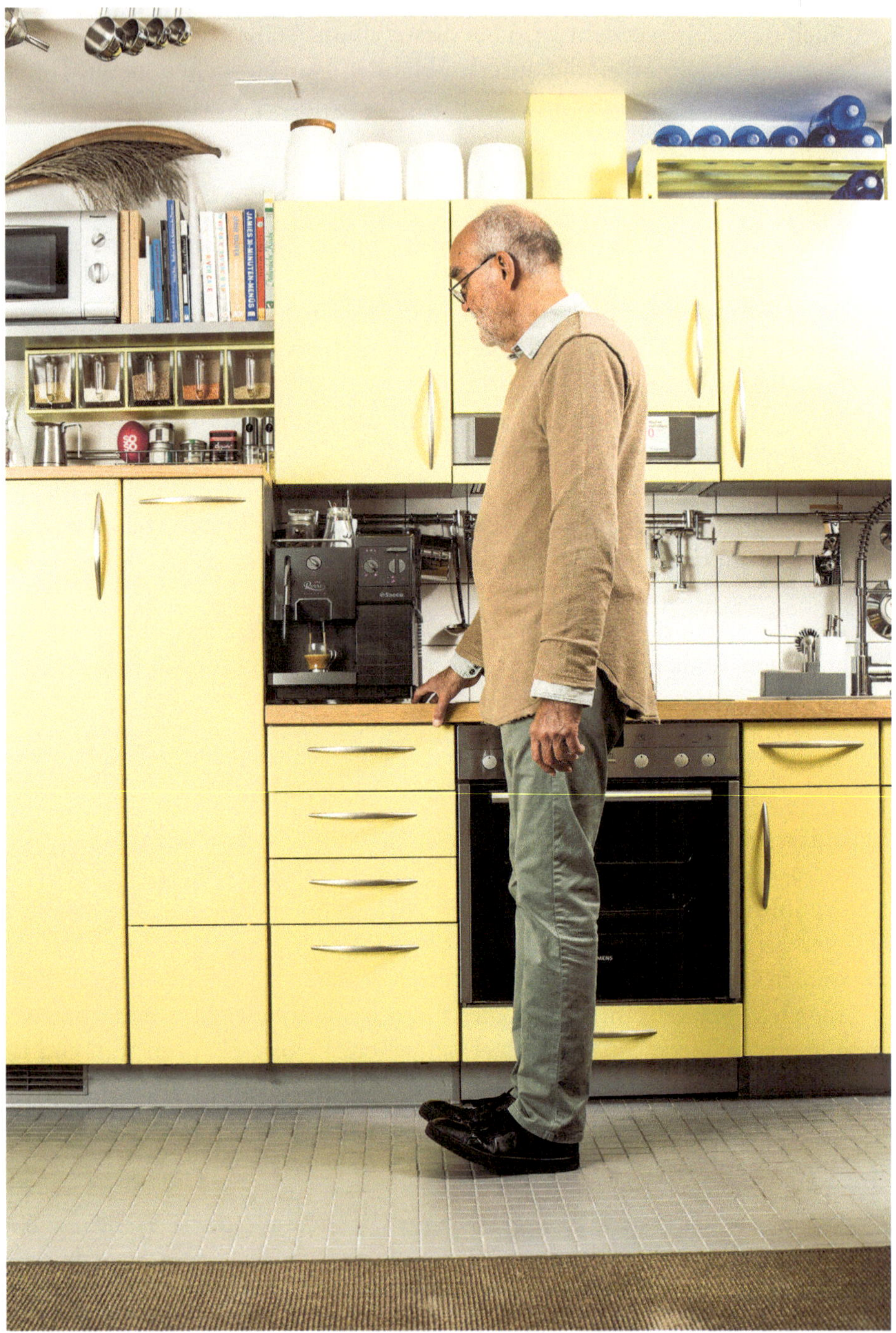

Abb. 4.12 Auf den Fersen stehen mit Festhalten während des Wartens auf den Kaffee (Mit freundlicher Genehmigung des BMBF-Projektes LiFE-is-LiFE)

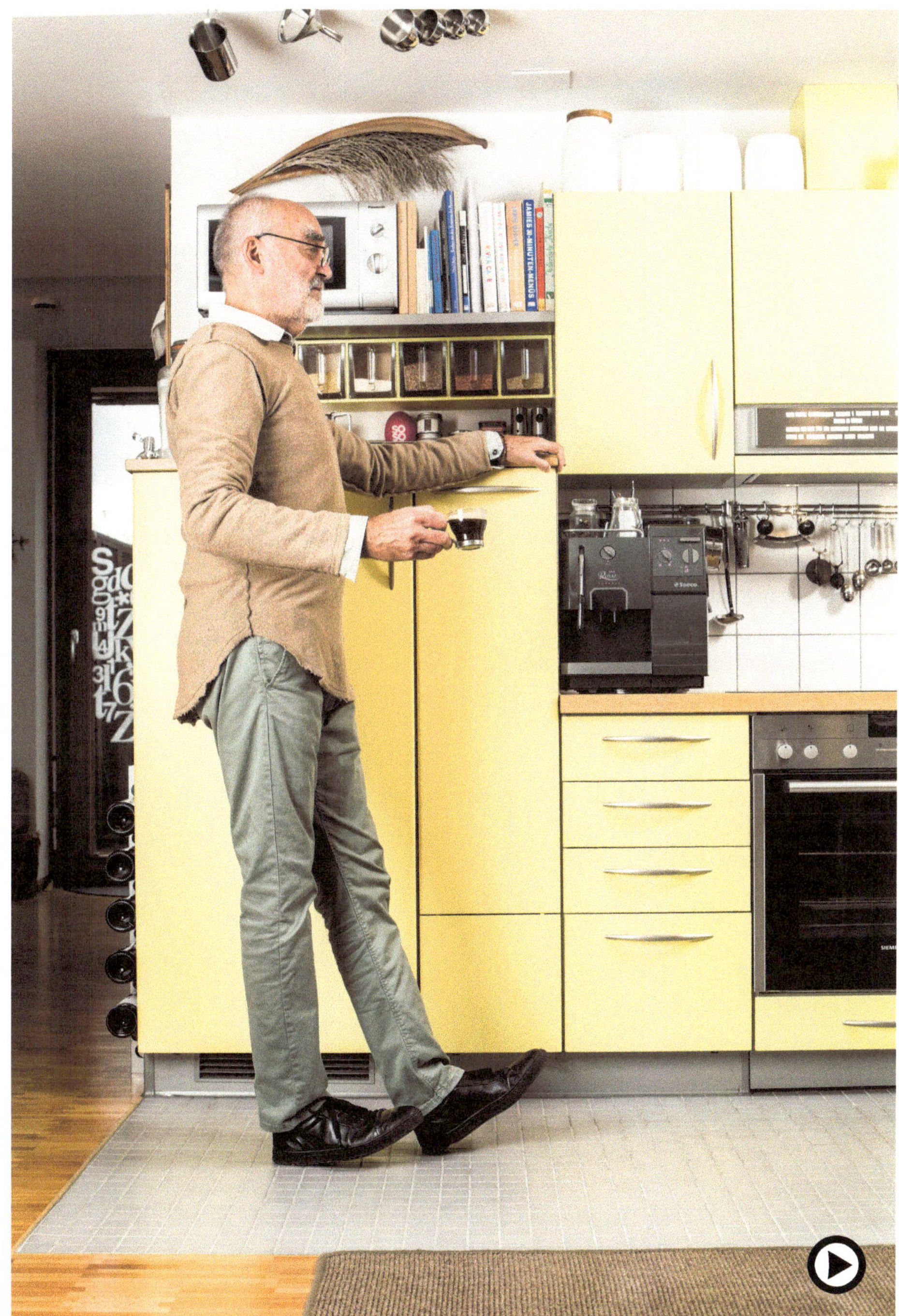

Abb. 4.13 Auf den Fersen gehen mit Unterstützung einer Hand (Mit freundlicher Genehmigung des BMBF Projektes LiFE-is-LiFE; Video 4.13 mit freundlicher Genehmigung des EU-Projektes PreventIT) (https://doi.org/10.1007/000-1p5)

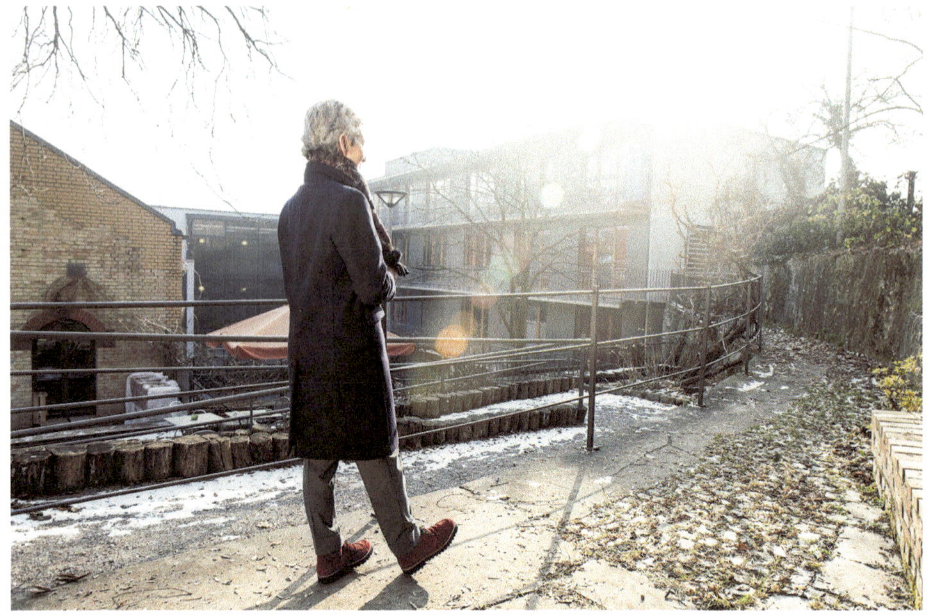

Abb. 4.14   Auf den Fersen gehen. Das Geländer kann zur Absicherung genutzt werden (Mit freundlicher Genehmigung des EU-Projektes PreventIT)

Dann trainieren Sie auch gleichzeitig noch Ihr Gleichgewicht sehr effektiv (Abb. 4.14).

Anleitung zum Gehen auf den Fersen

1. Stützen Sie sich bei Bedarf ab.
2. Heben Sie die Zehen vom Boden ab.
3. Gehen Sie auf den Fersen.
4. Je weiter Sie die Zehen anheben, desto anspruchsvoller wird die Übung.
5. Je weiter die Gehstrecke ist, desto intensiver trainieren Sie Ihre Muskulatur.

Tipp

Der Fersengang trainiert nicht nur die Kraft, sondern ist auch eine anspruchsvolle Gleichgewichtsübung. Daher ist es oftmals schwierig, diese Übung durchzuführen, ohne sich dabei mit den Händen abzustützen. Doch auch mit Abstützen trainieren Sie sehr effektiv ihre Kraft.

Mögliche Alltagsaktivitäten, bei welchen Sie auf den Fersen gehen können

Gehen Sie auf Fersen

- an der Arbeitsplatte in der Küche entlang,
- im Flur zur Haustür,
- entlang des Geländers auf dem Balkon,
- um den Küchen- oder Esstisch herum,
- entlang der Wand von einem Raum in den anderen,
- in Ihrem Garten,
- zur nächsten Bushaltestelle,
- wenn Sie zur Toilette gehen.

Sicherheitshinweis

Vergewissern Sie sich, dass Sie etwas Stabiles zum Festhalten in der Nähe haben (z. B. die Arbeitsplatte in der Küche, den Gartenzaun oder eine Wand).

4.2.5 Treppensteigen

Überall, wo sich in Ihrem Umfeld Treppen befinden, können Sie das Treppensteigen in verschiedenen Variationen üben. Beim Treppensteigen wird nicht nur die Muskulatur der Hüften, Kniegelenke, Oberschenkel und Waden trainiert, sondern auch das Herz-Kreislauf-System.

Um im Alltag häufiger Treppen zu steigen, sollten Sie Aufzüge und Rolltreppen vermeiden. Sollte Ihnen das schwerfallen, könnte ein Kompromiss helfen: Legen Sie nur die Hälfte der Stockwerke mit dem Aufzug zurück. Für die zweite Hälfte verwenden Sie die Treppe. Diese Vorgehensweise funktioniert genauso bei Rolltreppen. Wählen Sie hinauf die Treppe und hinunter die Rolltreppe oder den Aufzug. So trainieren Sie Ihre Beinmuskulatur und schonen Ihre Knie.

Sie sollten die Anzahl der Treppen, welche Sie am Tag steigen, langsam steigern. Außerdem ist es wichtig, darauf zu achten, die Übung korrekt durchzuführen. Strecken Sie die Beine bei jeder Stufe kräftig, ohne jedoch am Ende der Bewegung das Knie vollständig durchzustrecken. Versuchen Sie grundsätzlich Ihre Beine einzusetzen, anstatt sich mit den Armen am Geländer hochzuziehen. Wenn Ihnen das schwerfällt, sollten Sie schrittweise vorgehen: Versuchen Sie, nach und nach Ihren Armeinsatz etwas zu reduzieren und stattdessen intensiver mit den Beinen zu arbeiten (Abb. 4.15). Wenn Sie sich sicher fühlen, können Sie auch versuchen, Treppen zu steigen, ohne sich am Geländer festzuhalten. Sollten Sie sich dabei unwohl fühlen, dann lassen Sie die Hand am Geländer – allerdings mehr zur Sicherung Ihres Gleichgewichts und weniger zur Unterstützung Ihrer Beine.

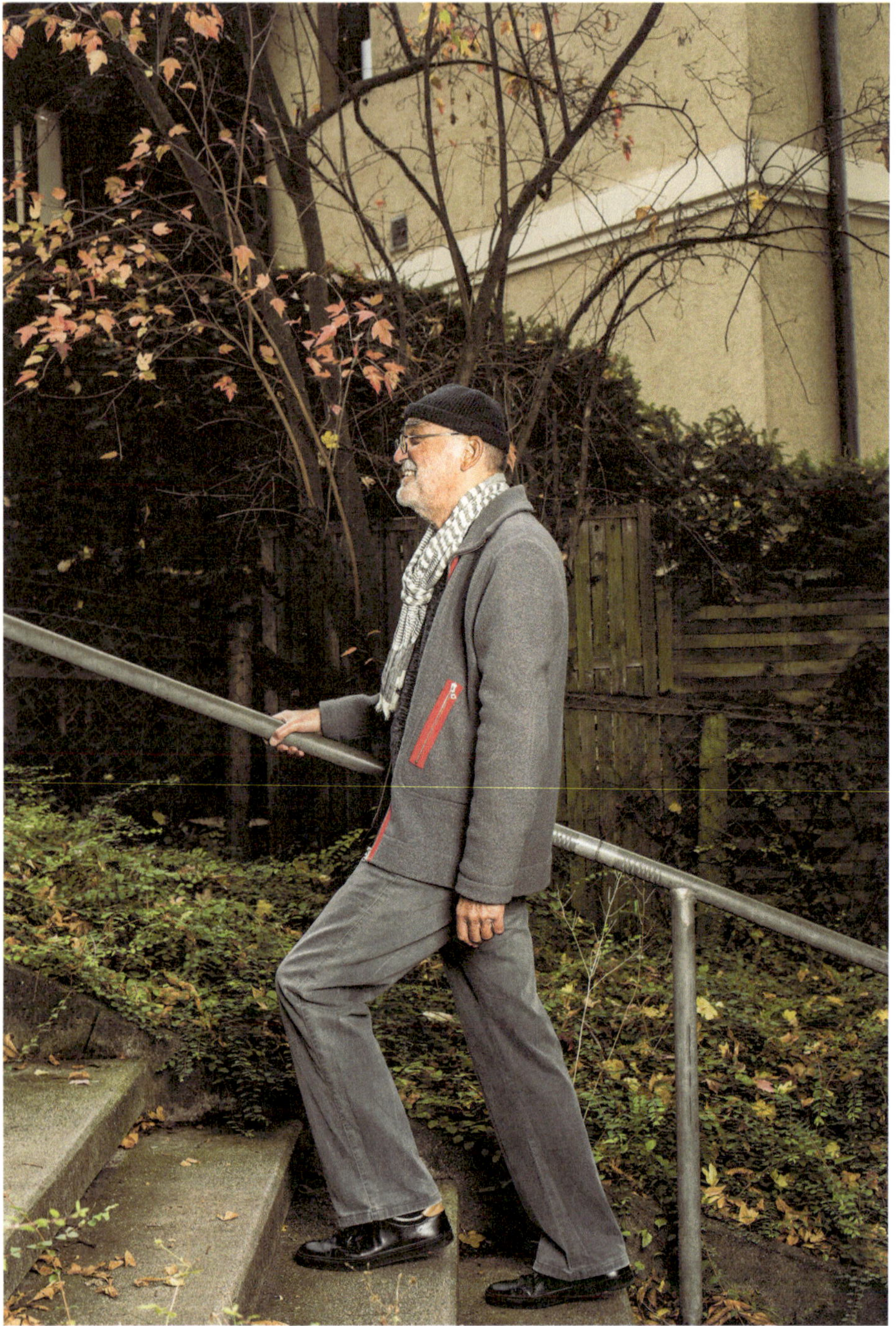

Abb. 4.15 Treppensteigen mit Unterstützung am Handlauf (Mit freundlicher Genehmigung des BMBF-Projektes LiFE-is-LiFE)

Anleitung zum Treppensteigen

1. Achten Sie bei jeder Treppenstufe darauf, die Beine kräftig zu strecken.
2. Drücken Sie am Ende der Bewegung das Knie jedoch nicht vollständig durch, sondern versuchen Sie, es „locker" zu lassen.
3. Nutzen Sie gezielt die Kraft Ihrer Beine.
4. Vermeiden Sie es, sich am Geländer hochzuziehen. Verwenden Sie den Handlauf zur Sicherung des Gleichgewichts, jedoch möglichst nicht zur Entlastung Ihrer Beine.
5. Wenn Sie sicher und kontrolliert Treppen hinaufsteigen können, führen Sie diese Übung ohne Handlauf durch.

Mögliche Alltagsaktivitäten, bei welchen Sie Treppen steigen können
Suchen Sie in Ihrem Alltag nach Möglichkeiten, häufiger Treppen zu steigen!

- Wenn Sie eine Treppe zu Hause haben, benutzen Sie diese häufiger. Beispielsweise, indem Sie während Werbepausen im Fernsehen gezielt ein Stockwerk hinaufsteigen, um sich etwas zu holen.
- Nutzen Sie die Treppe anstelle des Aufzugs. Falls Ihnen das schwerfällt, dann gehen Sie zumindest einen Teil des Weges über das Treppenhaus.
- Verändern Sie Ihre alltäglichen Wege zum Einkaufen, zu Freunden oder ins Theater. Suchen Sie sich auf diesen Wegen einige Treppen, welche Sie dann regelmäßig steigen.

Tipp

Steigen Sie manche Treppen betont langsam. Damit wird die Muskulatur intensiver beansprucht.

Wenn Sie das Treppensteigen sehr sicher beherrschen, versuchen Sie, zwei Stufen auf einmal zu nehmen. Das steigert die positive Wirkung auf Ihre Muskulatur erheblich.

Sicherheitshinweis

Vergewissern Sie sich beim Steigen von zwei Treppenstufen, dass Sie sich, falls nötig, am Treppengeländer festhalten können!

Zu Ihrer Sicherheit gehen Sie bitte die Treppen im gewohnten Tempo hinunter. Halten Sie sich am Geländer fest, wenn Sie Treppen hinabsteigen. Sie sollten die Übungen beim Treppen hinauf steigen durchführen.

4.2.6 Seitwärts gehen

Es wurde bereits angesprochen, dass wir über die Jahre in ein „gewohntes Gangmuster" verfallen. Um gezielt andere Muskelgruppen zu trainieren, ist es sinnvoll, dieses „gewohnte Gangmuster" hin und wieder gezielt zu ändern. Im Alltag gehen wir vorwiegend vorwärts und hin und wieder möglicherweise rückwärts. Wenn Sie sich selber beobachten, werden Sie jedoch feststellen, dass Sie selten seitwärts gehen. Dabei ist die Fähigkeit, kontrolliert und sicher seitwärts zu gehen, zentral zur sicheren Fortbewegung und insbesondere zur Vorbeugung von Stürzen.

Indem wir unseren Körper im Alltag gezielt seitwärts bewegen, trainieren wir also eine sehr wichtige Funktion. Unsere seitliche Hüftmuskulatur ist bei dieser Bewegung intensiv gefordert. Diese Muskulatur ist wichtig, um im Ernstfall (z. B. beim Stolpern, Ausrutschen oder wenn Sie versehentlich mit jemandem zusammenstoßen) einen schnellen Schritt zur Seite zu machen und uns zu stabilisieren. Es ist daher sinnvoll, während mancher alltäglicher Tätigkeiten gezielt seitwärts zu gehen, z. B. wenn Sie etwas aus dem Kühlschrank holen möchten (Abb. 4.16).

Anleitung zum Seitwärtsgehen

1. Führen Sie ein Bein zur Seite und machen Sie einen Schritt.
2. Setzen Sie das andere Bein nach.
3. Die Hüfte zeigt dabei nach vorne, und Ihre Füße sind parallel zueinander. Verdrehen Sie sich nicht im Oberkörper.
4. Finden Sie bei Bedarf Halt, z. B. an der Küchenarbeitsfläche oder am Esstisch.
5. Wechseln Sie in die entgegengesetzte Richtung und beginnen Sie mit dem anderen Bein.

Mögliche Alltagsaktivitäten, bei welchen Sie das Seitwärtsgehen durchführen können
Gehen Sie seitwärts

- in der Küche an der Arbeitsfläche entlang,
- durch den Flur zur Haustür,
- am Geländer auf dem Balkon,
- an der Wand entlang zwischen Wohnzimmer und Schlafzimmer,
- um das Bett herum,
- um den Küchen- oder Esstisch,
- draußen am Weg entlang der Hauswand oder des Gartenzaunes.

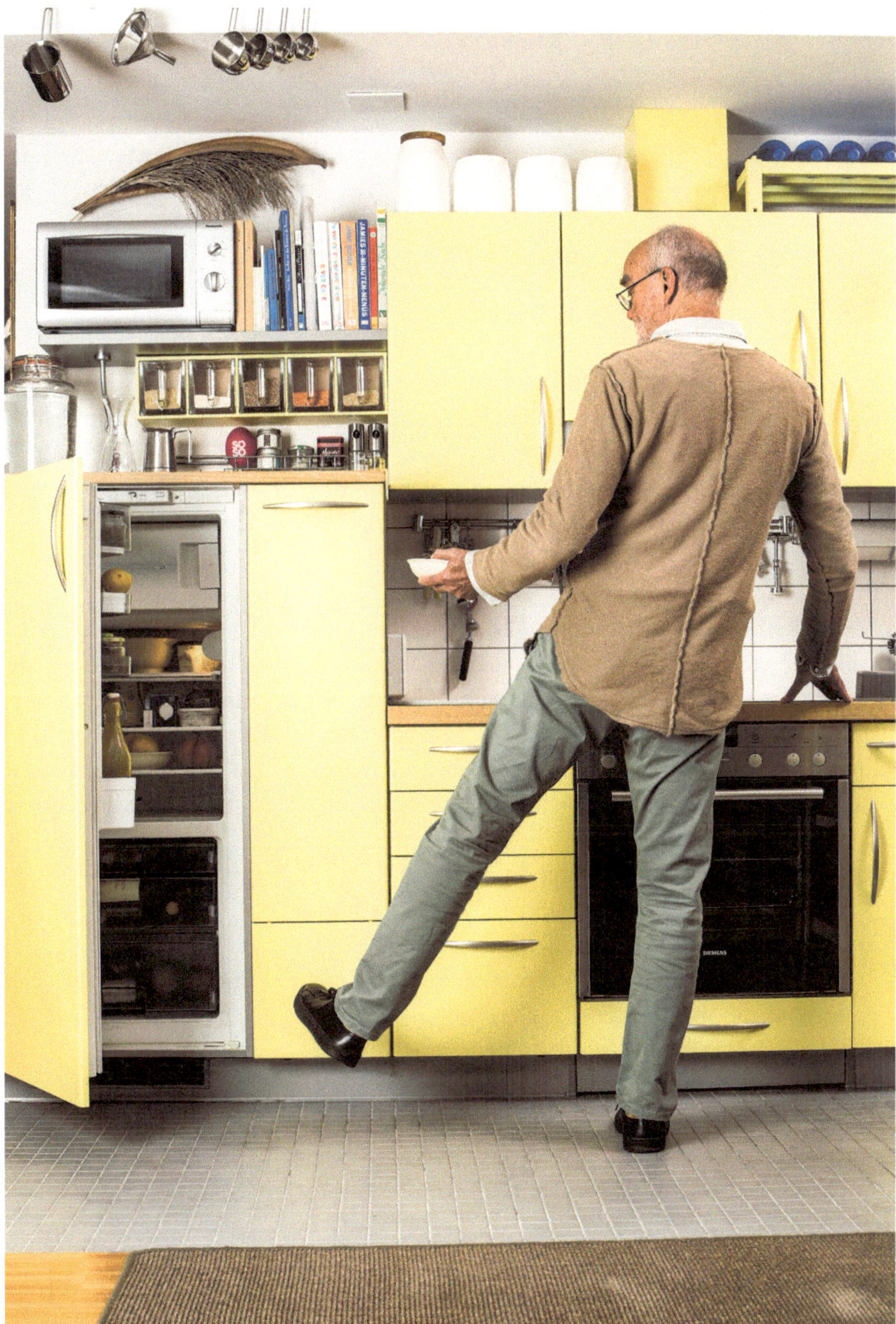

Abb. 4.16 Seitwärts in Richtung Kühlschrank gehen mit Unterstützung einer Hand (Mit freundlicher Genehmigung des BMBF-Projektes LiFE-is-LiFE)

> **Tipp**
> Wenn Sie kleine Schritte machen, ist die Übung einfacher. Über größere Schritte erreichen Sie ein intensives Training Ihrer seitlichen Hüftmuskulatur.
> Wenn Sie die Übung sicher beherrschen, dann können Sie diese auch während Ihres täglichen Spaziergangs durchführen.

4.2.7 Muskeln anspannen

Beobachten Sie im Alltag, in welchen Situationen Sie sitzen. Längere Sitzphasen finden beispielsweise beim Fernsehen statt, aber auch im Wartezimmer oder beim Lesen. Sie können während dieser Sitzphasen Übungen durchführen, welche Ihre Muskulatur im Bereich der Hüften, Beine und Füße stärken. Im Folgenden zeigen wir verschiedene Möglichkeiten.

Fußgelenke bewegen
Eine starke Fußmuskulatur führt nicht nur zu einem verbesserten Gleichgewicht, sondern beugt auch Schmerzen und Beschwerden in den Füßen vor. Das Training im Bereich der Fußgelenke wird häufig vernachlässigt. Eine einfache Möglichkeit ist, die Zehen und Fersen während Sitzphasen im Wechsel nach oben zu ziehen (Abb. 4.17a,b). Ihre Fußgelenke bleiben dadurch beweglich – eine wichtige Voraussetzung, um sicher gehen zu können.

Anleitung zum Bewegen der Fußgelenke

1. Ziehen Sie im Sitzen Ihre Zehen nach oben.
2. Senken Sie die Zehen ab und ziehen Sie nun Ihre Fersen nach oben.
3. Senken Sie Ihre Fersen wieder ab.
4. Wiederholen Sie diese Übung mehrfach.
5. Um die Übung zu intensivieren, ziehen Sie die Zehen bzw. Fersen möglichst weit nach oben.
6. Halten Sie Zehen bzw. Fersen für einige Sekunden nach oben gezogen. Durch das verlängerte Anspannen wird Ihre Muskulatur effektiver trainiert.

Knie beugen und strecken
Diese Übung trainiert die vordere Oberschenkelmuskulatur, welche für die Streckung des Kniegelenks zuständig ist (Abb. 4.18). Zugleich stabilisiert diese das Knie während der Einbeinstandphase beim Gehen.

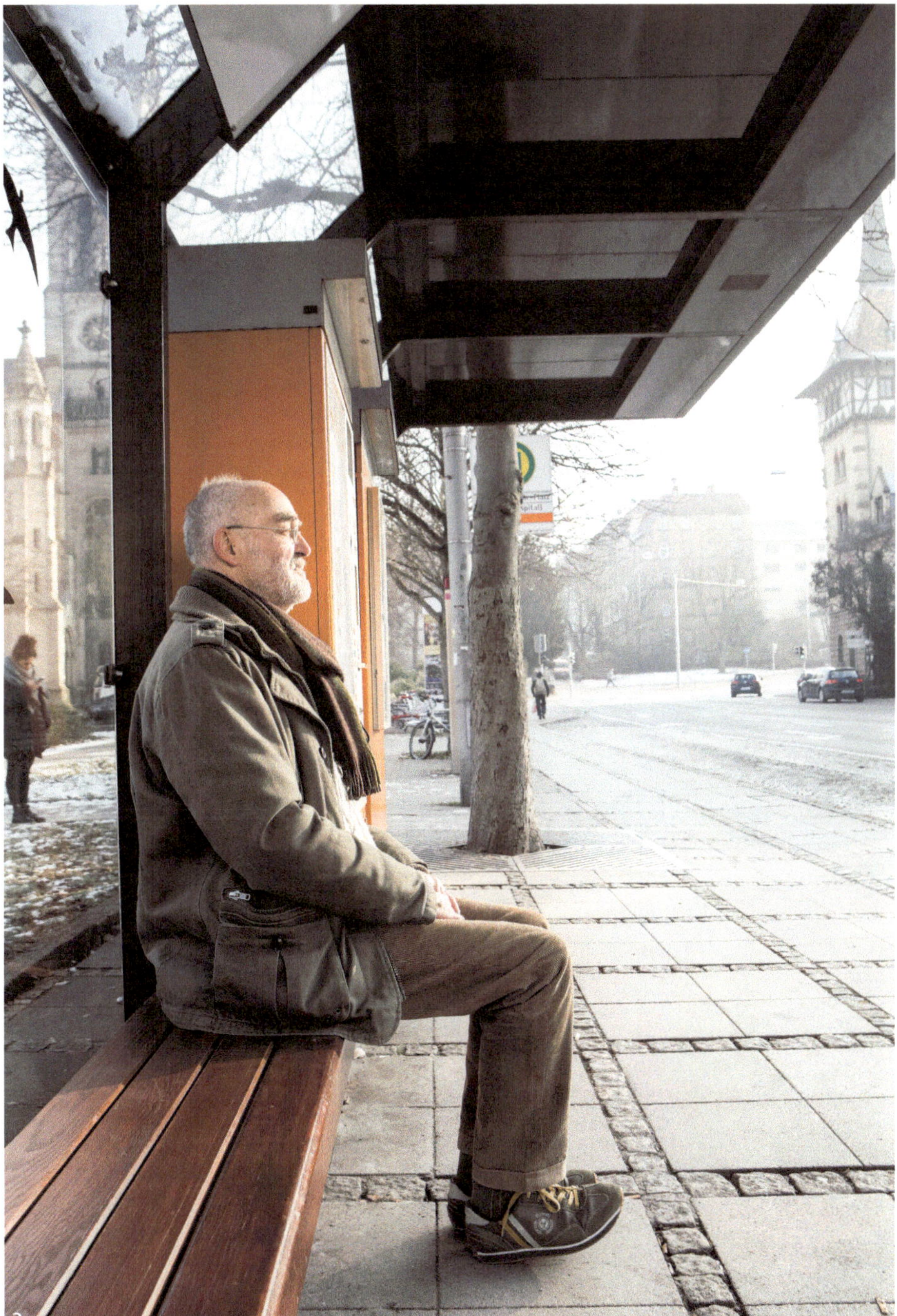

Abb. 4.17a Im Sitzen die Zehen hochziehen (Beide Bilder mit freundlicher Genehmigung des EU-Projektes PreventIT)

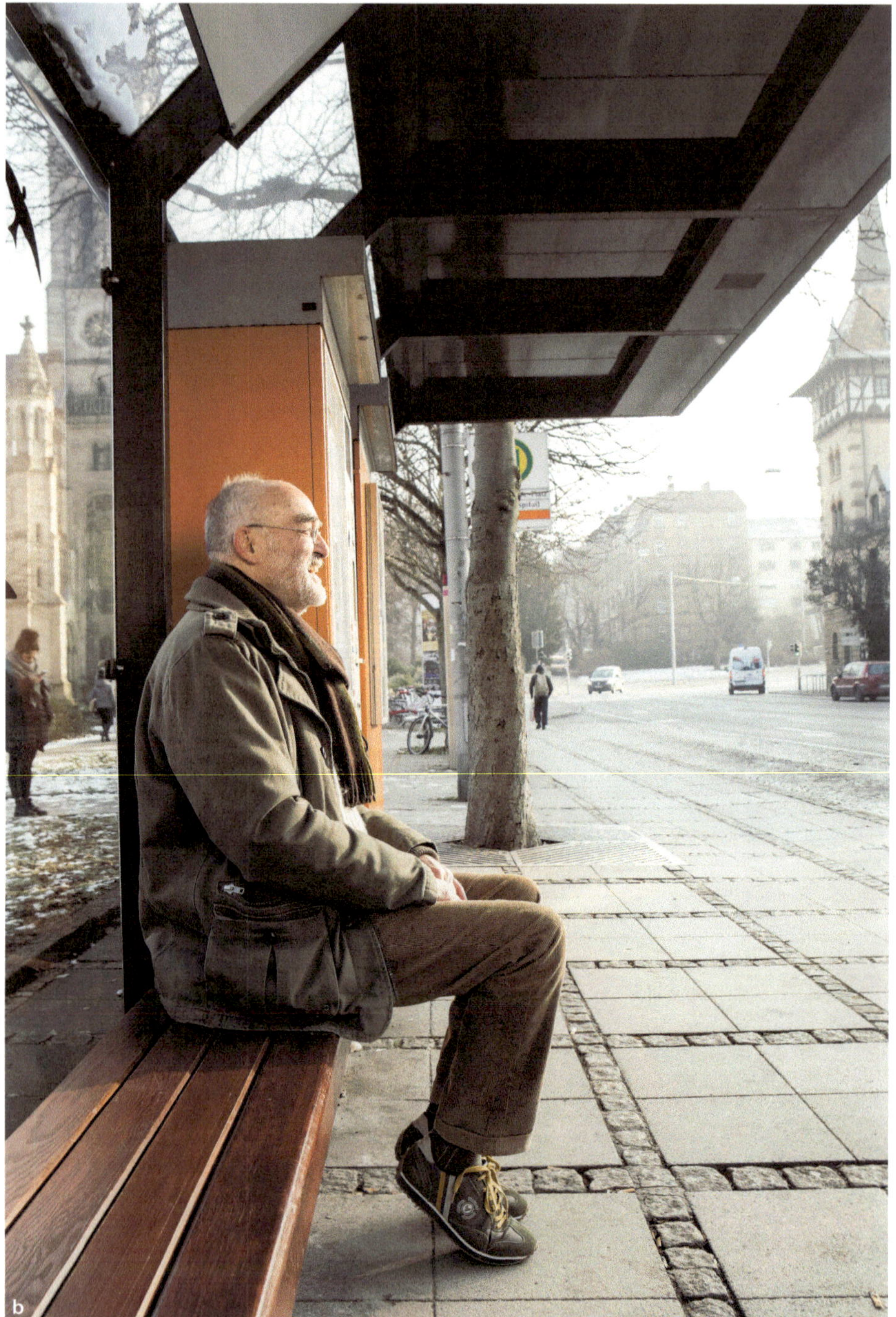

Abb. 4.17b Im Sitzen die Fersen hochziehen (Beide Bilder mit freundlicher Genehmigung des EU-Projektes PreventIT)

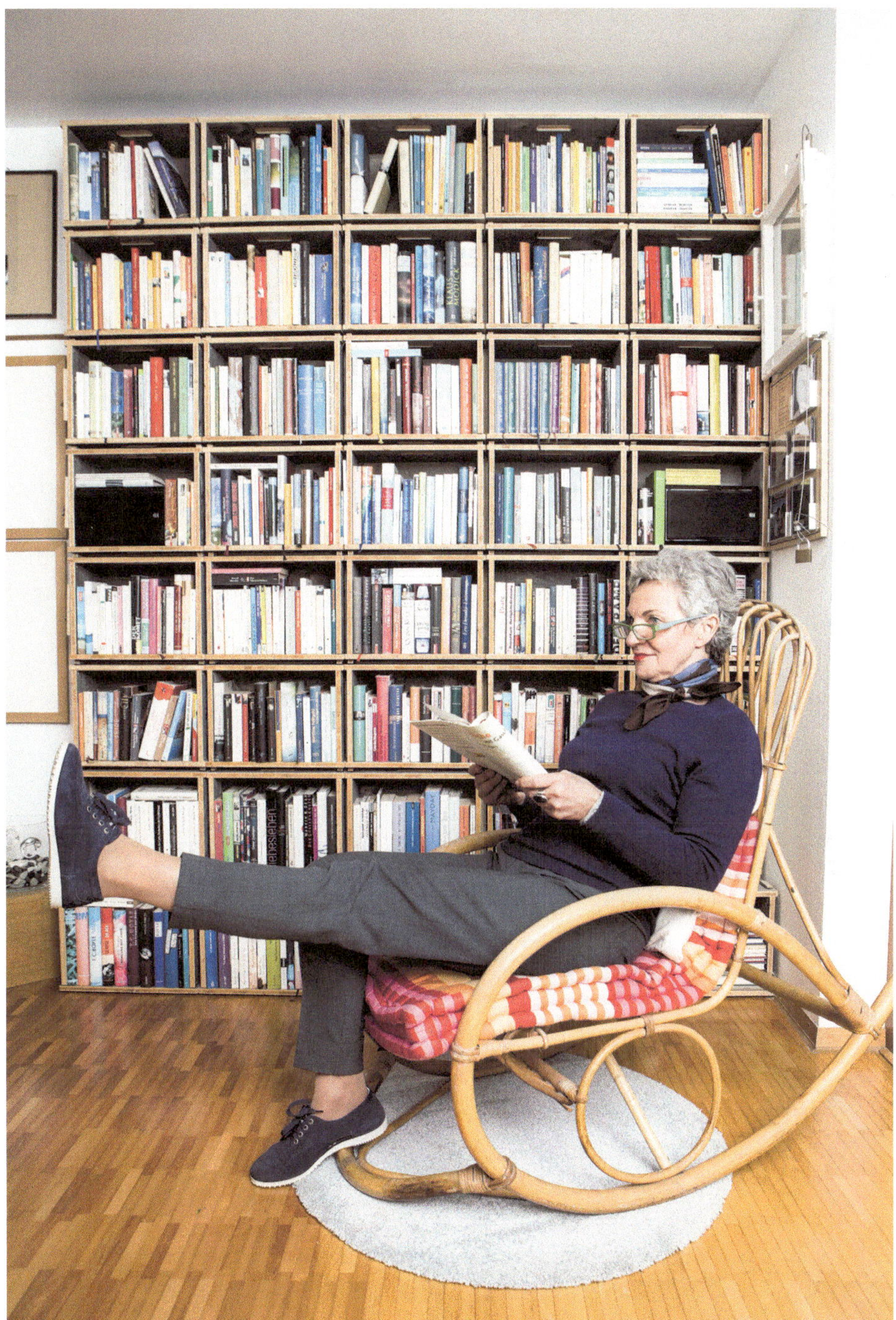

Abb. 4.18 Beim Lesen die Knie beugen und strecken (Mit freundlicher Genehmigung des EU-Projektes PreventIT)

Anleitung zum Strecken des Knies im Sitzen

1. Strecken Sie im Sitzen das Kniegelenk so weit, dass Sie die Spannung im Oberschenkel spüren.
2. Achten Sie bei der Kniestreckung darauf, dass die Zehenspitzen nach oben und leicht in Richtung Körper zeigen.
3. Halten Sie diese Position für einen kurzen Augenblick.
4. Gehen Sie dann zurück in die Ausgangsposition.
5. Führen Sie die Bewegung mit dem anderen Bein durch.
6. Wiederholen Sie diese Übung mehrfach.

Gesäßmuskeln anspannen

Die Gesäßmuskeln dienen nicht nur als Sitzpolster. Sie benötigen sie bei fast allen alltäglichen Tätigkeiten wie Gehen, Treppensteigen oder Aufstehen. Ihre Gesäßmuskeln können Sie auch im Sitzen ohne Bewegung Ihres Körpers trainieren (Abb. 4.19). Nutzen Sie Sitzphasen, um diese Muskulatur hin und wieder anzuspannen. Das beugt einem altersbedingten Abbau effektiv vor.

Anleitung zum Anspannen der Gesäßmuskulatur

1. Spannen Sie die Gesäßmuskulatur an.
2. Halten Sie die Spannung für einige Sekunden.
3. Lösen Sie die Spannung wieder.
4. Wiederholen Sie diese Übung einige Male.
5. Atmen sie während der Anspannung normal weiter.

Mögliche Alltagsaktivitäten, bei welchen Sie Ihre Muskeln anspannen können

Bewegen Sie die **Fußgelenke**, wenn Sie

- sitzen, um die Zeitung zu lesen oder fernzusehen,
- eine Tasse Kaffee trinken,
- auf eine Verabredung warten,
- auf den Bus oder Zug warten,
- am Morgen aufwachen und noch eine Weile im Bett liegen bleiben,
- nachts im Bett liegen und nicht einschlafen können,
- morgens auf der Bettkante sitzen, bevor Sie aufstehen,
- im Zug oder Bus sitzen.

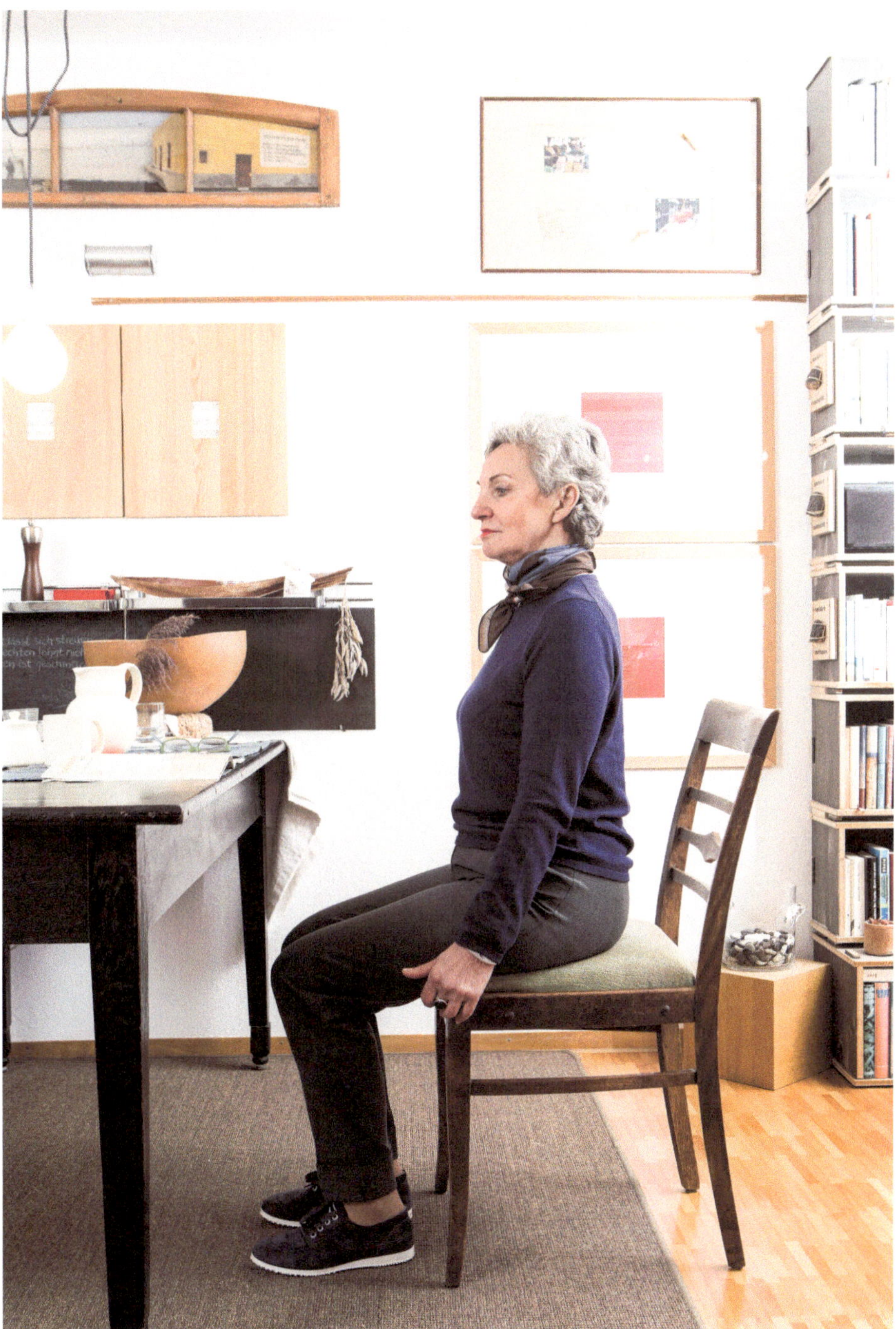

Abb. 4.19 Die Gesäßmuskeln während des aufrechten Sitzens anspannen (Mit freundlicher Genehmigung des EU-Projektes PreventIT)

Beugen und strecken Sie Ihre **Knie,**

- während Sie fernsehen,
- während Sie die Zeitung lesen oder Kreuzworträtsel lösen,
- wenn Sie am Computer sitzen,
- wenn Sie am Tisch sitzen,
- bevor oder nachdem Sie frühstücken oder das Mittag- oder Abendessen zu sich nehmen,
- während Sie an der Bushaltestelle oder am Bahnhof warten.

Spannen Sie die **Gesäßmuskeln** an,

- immer wenn Sie aufstehen oder sich hinsetzen – niemand wird merken, dass Sie gerade trainieren,
- während Sie warten, z. B. an der Bushaltestelle oder im Wartezimmer.

5

Strategien zur Steigerung der körperlichen Aktivität

Wenn Sie die Kraft- und Gleichgewichtsübungen aus den vorigen Kapiteln regelmäßig durchführen, werden Ihnen alltägliche Bewegungen wie Gehen, Treppensteigen oder Aufstehen von einem Stuhl bald leichter fallen. Sie werden sich bei diesen Bewegungen sicherer und selbstbewusster fühlen. Dadurch wird es Ihnen leichter fallen, im Alltag aktiv zu sein. Sie sollten Ihre verbesserte Fitness dazu nutzen, gezielt mehr körperliche Aktivität in Ihren Alltag zu integrieren. Damit wird es Ihnen gelingen, Ihre neu gewonnene Fitness zu erhalten oder sogar weiter zu verbessern.

5.1 LiFE Prinzipien und Übungen zur Steigerung Ihrer körperlichen Aktivität

Die LiFE Prinzipien zur Steigerung körperlicher Aktivität sollen Sie dabei unterstützen, den Umfang, die Intensität und die Häufigkeit Ihres alltäglichen Bewegungsverhaltens zu steigern. Indem Sie die Prinzipien in Ihr alltägliches Leben integrieren, können Sie große Erfolge für Ihren gesamten Bewegungsumfang, Ihre Gesundheit und Unabhängigkeit verzeichnen.

Die Prinzipien zur Steigerung Ihrer körperlichen Aktivität lauten:

* Im Alltag mehr bewegen.
* Weniger sitzen.

© Springer-Verlag GmbH Deutschland, ein Teil von Springer Nature 2018
L. Clemson et al., *Aktiv und sicher durchs Leben mit dem LiFE Programm*,
https://doi.org/10.1007/978-3-662-56293-2_5

5.1.1 Im Alltag mehr bewegen

Das Gehen ist eine hervorragende Möglichkeit, Ihren alltäglichen Bewegungsumfang zu steigern. Wo Sie gehen oder sich bewegen, ist Ihnen überlassen, solange Sie das Ziel verfolgen, mehr Aktivität in Ihren Alltag einzubauen. Hilfreich können gute Bekleidung und Schuhwerk sein, welche es Ihnen ermöglichen, auch bei schlechterem Wetter draußen spazieren zu gehen oder zu Fuß Ihre Besorgungen zu erledigen. Aber auch innerhalb von Gebäuden wie Kaufhäusern oder Bahnhöfen bieten sich zahlreiche Möglichkeiten, sich mehr zu bewegen. Beispielsweise können Sie die Treppe benutzen, anstatt den Fahrstuhl zu verwenden.

Erwachsenen wird ein allgemeiner Bewegungsumfang von 150 Minuten moderater körperlicher Aktivität (bemerkbar durch etwas schnelleres Atmen oder leicht erhöhten Herzschlag) pro Woche empfohlen. Dieser Bewegungsumfang hat zahlreiche positive Auswirkungen auf die Gesundheit und beugt vielen Erkrankungen wie beispielsweise Schlaganfällen, Herzkrankheiten, Diabetes oder auch Krebs vor. Im Alltag mehr zu gehen macht es für Sie möglich, das empfohlene Maß an wöchentlicher Aktivität zu erreichen. Beobachten Sie Ihren persönlichen Alltag. Suchen Sie gezielt nach kleinen Veränderungen, die mehr Aktivität und Bewegung in Ihr Leben bringen. Viele kleine Gelegenheiten summieren sich über den Tag zu einer gesteigerten körperlichen Aktivität auf.

Es gibt eine Reihe von einfachen, aber sehr effektiven Strategien, um Ihren Alltag aktiver zu gestalten. Hier eine Liste mit Beispielen:

- Gehen Sie zu Fuß zum Einkaufen, in die Apotheke oder ins Kino, anstatt das Auto, den Bus oder die U-Bahn zu nehmen (Abb. 5.1).
- Wenn Sie den Bus oder die Bahn nehmen, dann steigen Sie eine Haltestelle früher aus und gehen Sie den restlichen Weg zu Fuß (Abb. 5.2).
- Wenn Sie das Auto verwenden, dann parken Sie etwas weiter weg von Ihrem eigentlichen Ziel und gehen Sie den Rest zu Fuß. Suchen Sie z. B. beim Einkaufen **nicht** den Stellplatz, welcher der Eingangstür am nächsten ist.
- Wählen Sie bei Ihren täglichen Erledigungen wie Einkaufen oder zum Bäcker gehen gezielt eine etwas längere Route.
- Benutzen Sie wann immer möglich die Treppe zum Hochgehen (Abb. 5.3).
- Gehen Sie bei den Nachbarn vorbei, statt sie anzurufen.
- Wenn Sie sich mit Freunden treffen, gehen Sie gemeinsam spazieren und genießen Sie anschließend einen Kaffee zusammen. Wenn Sie Besuch

haben, dann schlagen Sie vor, vor oder nach dem Kaffee eine Runde spazieren zu gehen.
- Tragen Sie Ihre Einkäufe selbst (Abb. 5.4).
- Bügeln und falten Sie die Wäsche im Stehen (Abb. 5.5).

5.1.2 Weniger sitzen

Lange Sitzperioden vor Fernseher, Computer, Tablet usw., bei der Büroarbeit, beim Lesen und sehr häufige Nutzung motorisierter Transportmöglichkeiten (Auto, Bus, Bahn usw.) wirken sich negativ auf Ihre Muskeln, Knochengesundheit und Ihre Blutzirkulation aus. Ziel ist es, Ihre tägliche Sitzzeit zu reduzieren und insbesondere längere Sitzphasen immer wieder zu unterbrechen. Viele Studien zeigen positive Wirkungen auf die Gesundheit, wenn wir lange Sitzphasen vermeiden oder unterbrechen. Es geht also darum, ausgedehnte Phasen der Inaktivität zu reduzieren, indem Sie zwischendurch immer mal wieder aufstehen und stehen oder gehen. Natürlich können Sie in diesen Zeiträumen auch LiFE Kraft- und Gleichgewichtsübungen durchführen, welche in den vorigen Kapiteln beschrieben sind.

Es gibt eine Reihe von einfachen Strategien, um im Alltag weniger zu sitzen. Hier einige Beispiele:

- Stehen Sie auf, um den Sender am Fernsehgerät zu wechseln, anstatt die Fernbedienung zu verwenden.
- Telefonieren Sie nicht im Sitzen, sondern im Stehen oder Gehen.
- Lesen Sie die Post im Stehen.
- Stehen Sie in Werbepausen auf und gehen Sie in die Küche, um sich etwas zu trinken zu holen.
- Organisieren Sie Ihre Umgebung so, dass sie öfter aufstehen müssen. Beispielsweise können Sie den Drucker im Büro gezielt so positionieren, dass Sie aufstehen müssen, um etwas vom Drucker zu holen.
- Verabreden Sie sich mit Ihren Bekannten und Freunden nicht bei Ihnen zu Hause, sondern z. B. in einem schönen Café oder für einen Spaziergang im Park.
- Führen Sie Handarbeiten wie Stricken und Häkeln nicht im Sitzen, sondern im Stehen aus. Alternativ können Sie beim Handarbeiten häufiger aufstehen, z. B. wenn Sie eine bestimmte Anzahl an Maschen gestrickt haben oder wenn Sie Wollfarben oder Häkelnadel wechseln.
- Lösen Sie Ihr Kreuzworträtsel im Stehen.

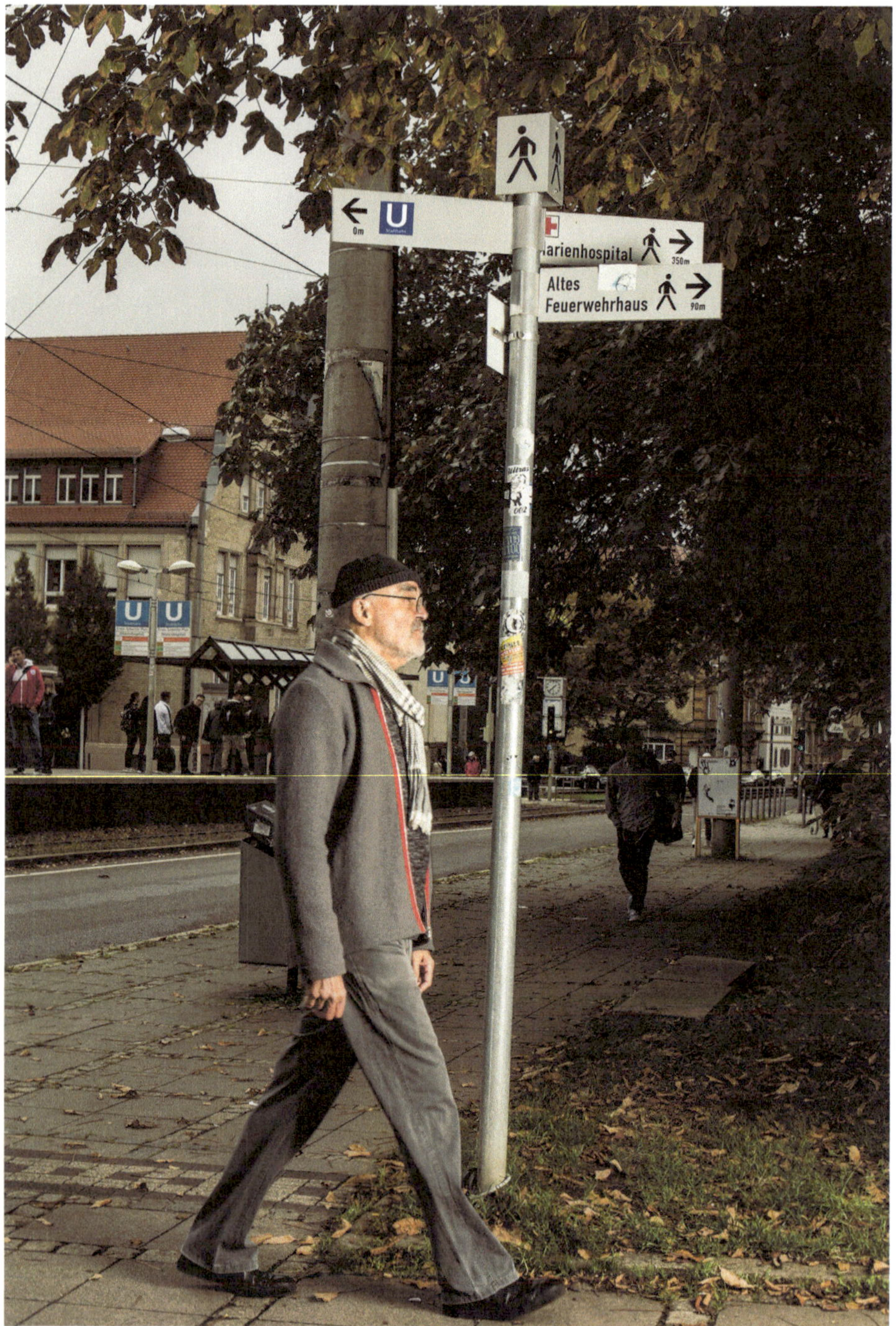

Abb. 5.1 Zu Fuß zum Einkaufen gehen, anstatt die U-Bahn zu nutzen (Mit freundlicher Genehmigung des BMBF-Projektes LiFE-is-LiFE)

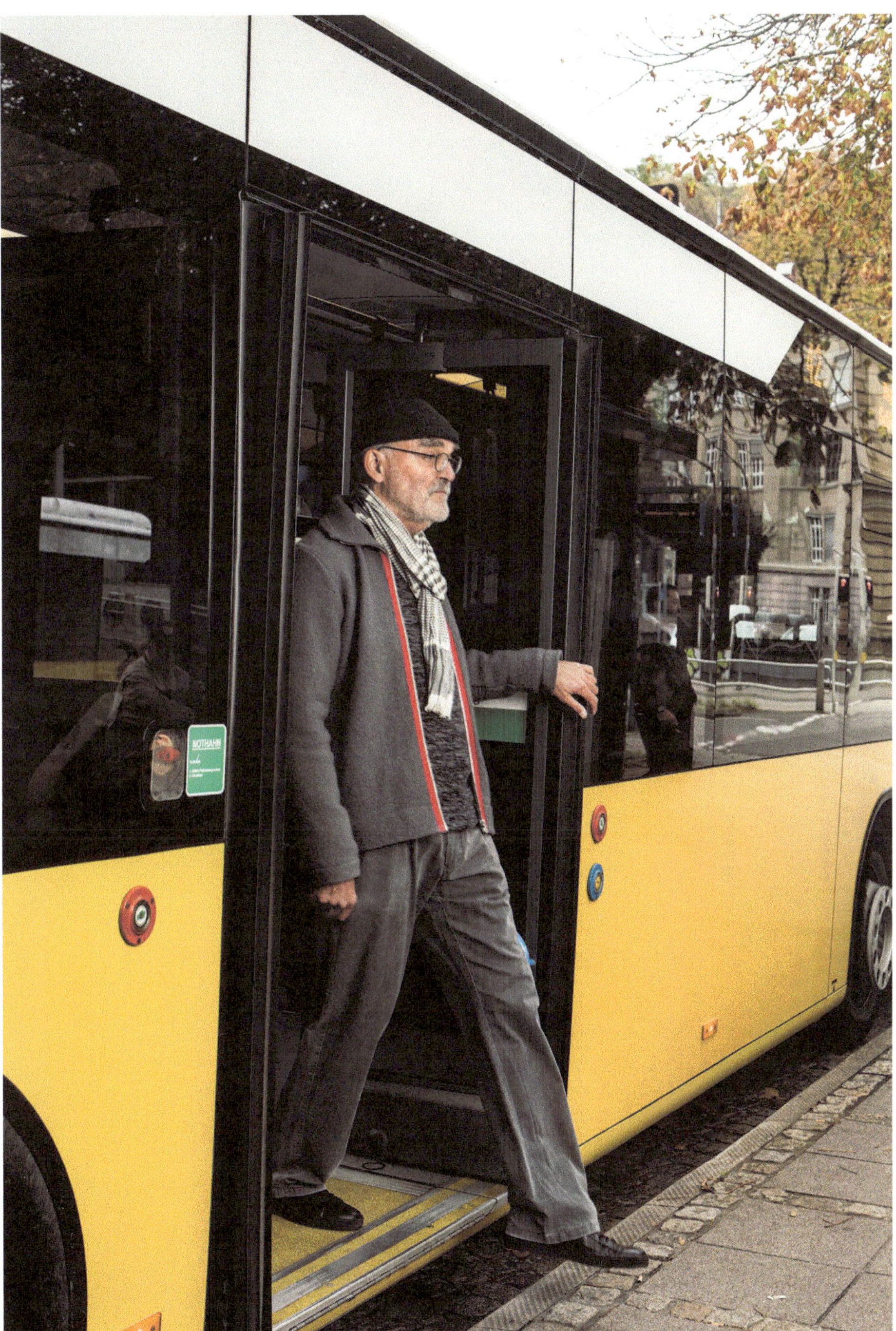

Abb. 5.2 Eine Haltestelle früher aus dem Bus aussteigen und den restlichen Weg zu Fuß gehen (Mit freundlicher Genehmigung des BMBF-Projektes LiFE-is-LiFE)

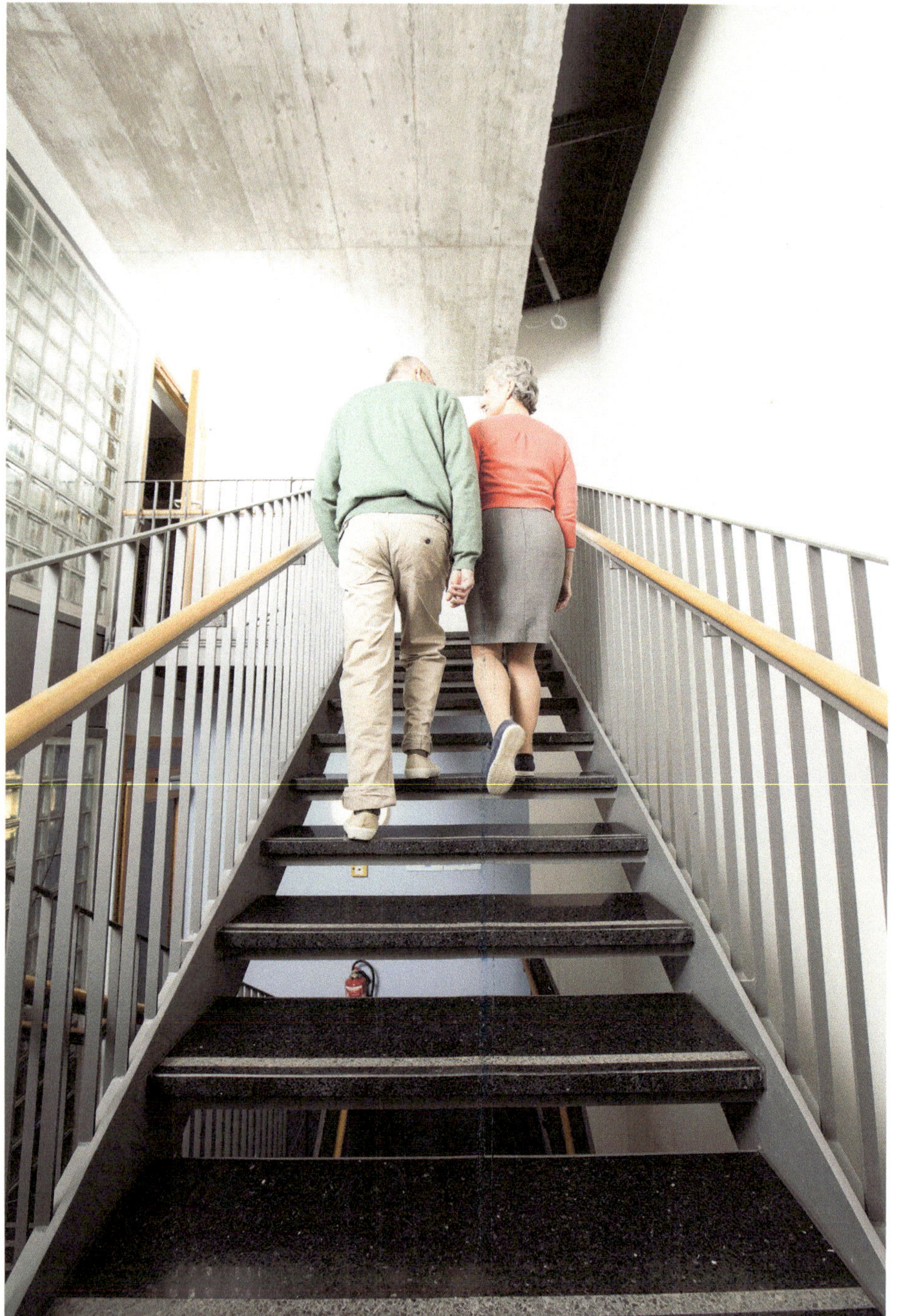

Abb. 5.3   Die Treppe anstatt des Aufzugs nutzen (Mit freundlicher Genehmigung des EU-Projektes PreventIT)

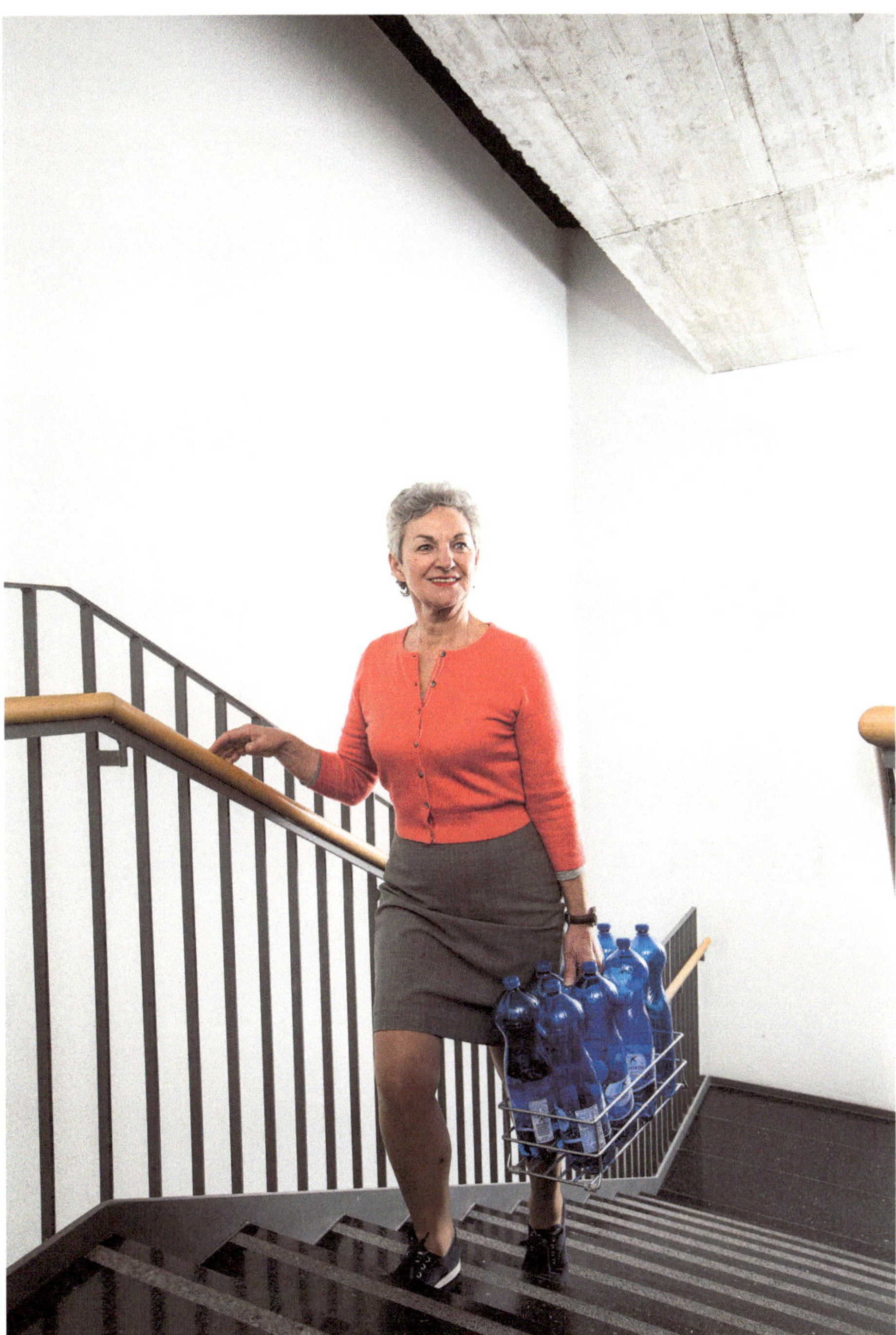

Abb. 5.4   Die Einkäufe die Treppe hochtragen, statt den Aufzug zu verwenden (Mit freundlicher Genehmigung des EU-Projektes PreventIT)

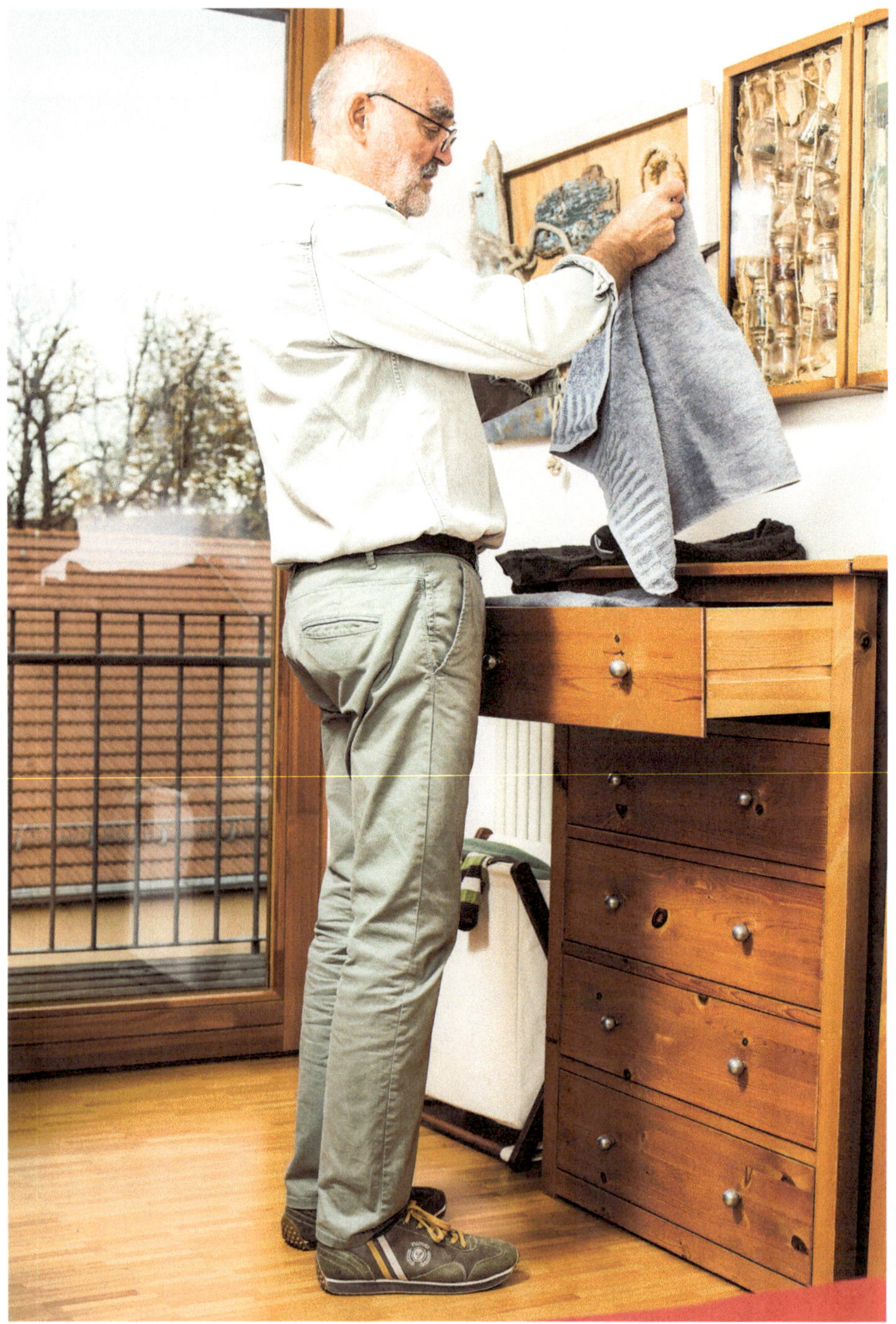

Abb. 5.5 Die Wäsche im Stehen zusammenfalten statt im Sitzen (Mit freundlicher Genehmigung des BMBF-Projektes LiFE-is-LiFE)

6

Erfahrungen und Erlebnisse mit dem LiFE Programm

Bei der praktischen Durchführung des LiFE Konzepts haben uns die Teilnehmer an vielen eindrucksvollen persönlichen Erfahrungen und Erlebnissen teilhaben lassen. Wir möchten an dieser Stelle von einigen berichten. Vielleicht werden Sie dadurch ermutigt. Vielleicht bringen sie Sie zum Lachen. Vielleicht bringen sie Sie zum Nachdenken. Hoffentlich werden sie Sie dazu bringen, weiter an Ihrem Gleichgewicht und Ihrer Kraft zu arbeiten. Was diese Teilnehmer geschafft haben, das schaffen Sie auch!

6.1 Entwicklungsgeschichten

Herr Müller

Herr Müller lebt alleine, seit er vor 2 Jahren seine Frau verloren hat. Er hat ein neues Kniegelenk. Sein Hausarzt, seine Familie und andere Personen setzten ihn unter Druck, darüber nachzudenken, in eine Senioreneinrichtung zu ziehen, damit er es einfacher hätte. Dies hätte bedeutet, sein Haus und seinen großen Garten voller Rosen, die seine Frau gepflanzt hat, verlassen zu müssen.

Er hat das Programm sehr ernst genommen und sah in den vielen Etagen in seinem Haus schon bald eine Gelegenheit, seine Muskeln zu trainieren, statt eines Hindernisses.

Die Treppen kann er nun selbstsicher hoch- und hinuntersteigen, ohne sich dabei am Geländer festhalten zu müssen. Er weiß aber, dass er sich festhalten muss, wenn er müde ist.

© Springer-Verlag GmbH Deutschland, ein Teil von Springer Nature 2018
L. Clemson et al., *Aktiv und sicher durchs Leben mit dem LiFE Programm*,
https://doi.org/10.1007/978-3-662-56293-2_6

Bei seiner alltäglichen Lieblingsbeschäftigung, dem Gärtnern, kann er nun sogar LiFE Übungen einbauen (Abb. 6.1).

Frau Ziegler

Frau Ziegler ist eine schlanke, zierliche Frau, die alleine lebt. Sie hat das LiFE Programm vollständig verinnerlicht. Als Kind hatte sie Kinderlähmung und vor einigen Jahren bekam sie eine künstliche Hüfte. Frau Ziegler sagt, sie wünschte, sie hätte LiFE direkt nach der Hüftoperation machen können. Das hätte ihr ermöglicht, früher wieder unabhängig zu sein. Sie ist davon überzeugt, dass das LiFE Programm ihr auch heute einen großen Gewinn bringt.

Als sie die Idee von LiFE verinnerlicht hatte, fand sie viele Möglichkeiten, um die LiFE Übungen in ihren Alltag einzubetten. Sie veränderte den Aufbewahrungsort von alltäglichen Gegenständen, damit sie mehr Gelegenheiten hatte, ihre Übungen durchzuführen. Eine ihrer Veränderungen war es, die Obstschale auf einen niedrigen Tisch zu stellen. So musste sie jedes Mal eine Kniebeuge machen, um sich ein Stück Obst zu nehmen. Sie fand die Übungen „Über Gegenstände steigen" und „Auf einem Bein stehen", während sie gleichzeitig etwas anderes machte, sehr hilfreich und fand viele Gelegenheiten, um sie durchzuführen.

Sie fährt kein Auto und ist auf öffentliche Verkehrsmittel angewiesen. Ihre ehrenamtlichen Aufgaben waren sehr wichtig für sie, und um diese zu erledigen, musste sie mit dem Bus fahren. Sie war kurz davor, ihre Ehrenämter aufzugeben, weil sie Angst davor hatte, die Stufen in den Bus zu steigen. Durch das Programm hat sie nun wieder das Selbstvertrauen gewonnen, den Bus zu nehmen und die Stufen zu meistern. Sie stand kurz davor, weniger zu tun, aber macht nun viel mehr!

Frau Ziegler hat das Programm nicht nur „mitgemacht", sie hat die Philosophie verstanden, ihr Leben anspruchsvoller zu gestalten, und hat erfahren, welche Vorteile ihr das Programm bringt.

6.2   Persönliche Kommentare

Hier nun noch einige persönliche Kommentare erfolgreicher Teilnehmer des LiFE Programms.

Frau Dimpel

Ich höre im Freundes- und Bekanntenkreis häufig von Stürzen. Diese passieren ja oft auch Leuten, von denen hätte man es gar nicht gedacht! Davor scheint niemand gefeit zu sein, sagen Freundinnen. Ich denke aber, dass man Stürze

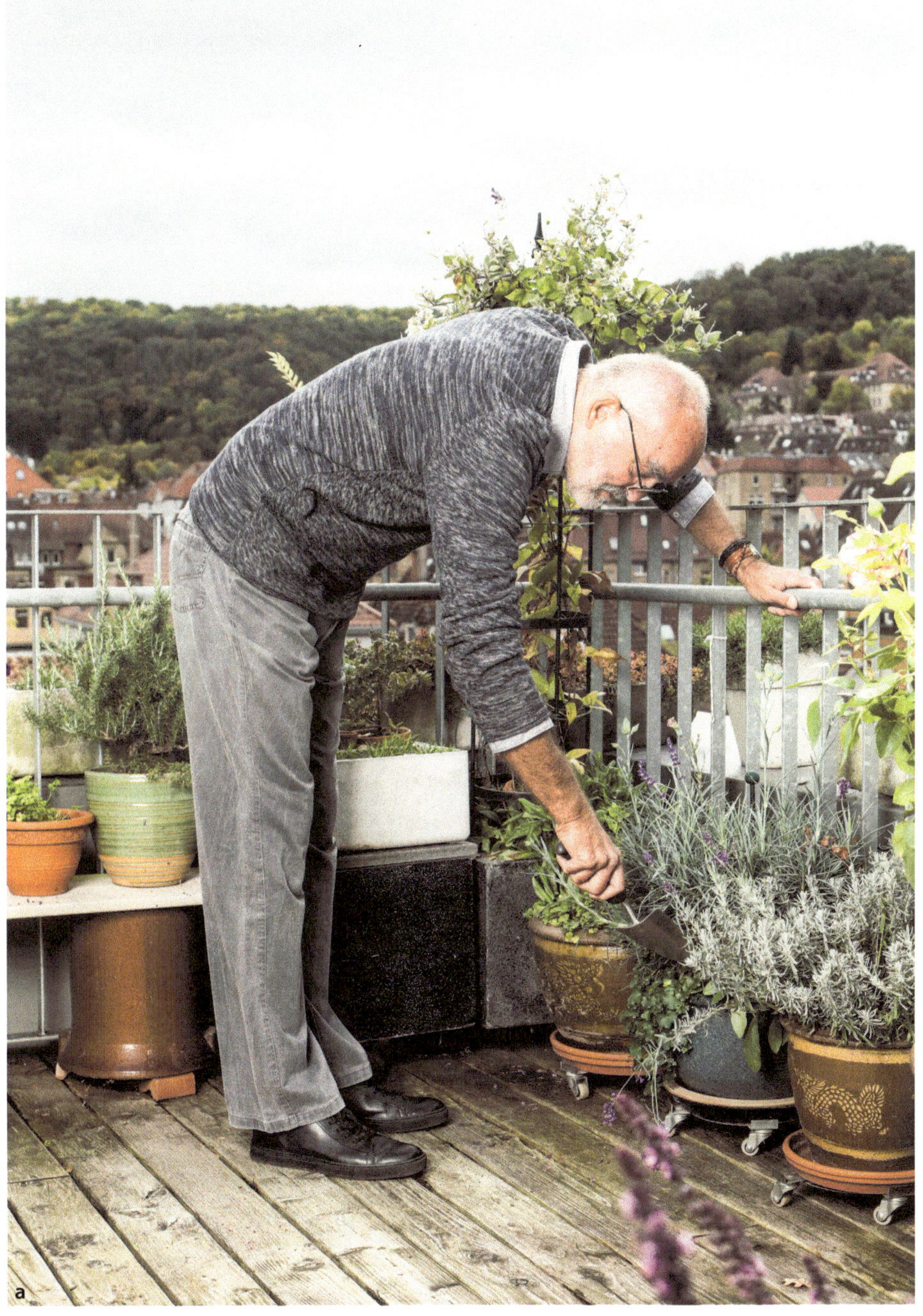

Abb. 6.1a Herr Müller beim Gärtnern vor dem LiFE Programm: Er muss sich abstützen, um sein Gleichgewicht halten zu können, und bückt sich, indem er die Hüfte beugt. (Beide Bilder mit freundlicher Genehmigung des BMBF-Projektes LiFE-is-LiFE)

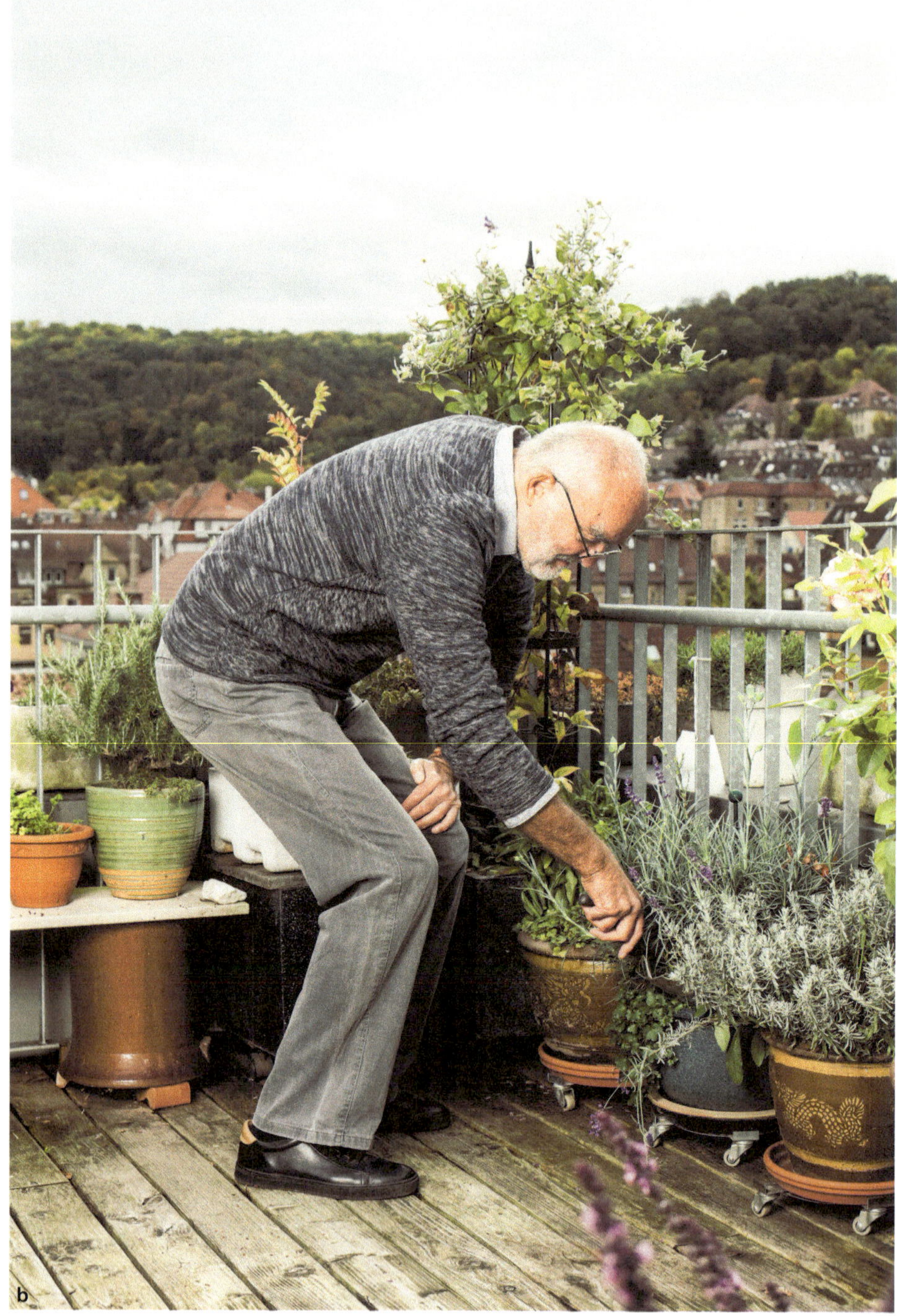

Abb. 6.1b   Herr Müller beim Gärtnern nach dem LiFE Programm: Er beugt seine Knie, um dadurch besser an die Blume heranzukommen. (Beide Bilder mit freundlicher Genehmigung des BMBF-Projektes LiFE-is-LiFE)

sehr wohl verhindern kann, wenn man körperlich aktiv bleibt. Deshalb habe ich mit LiFE begonnen (Abb. 6.2). Ich möchte aktiv mein Gleichgewicht und meine Kraft verbessern. Und das zu der Zeit und an dem Ort, wo ich es möchte. Diese Selbstbestimmtheit habe ich bisher noch bei keinem anderen Programm kennengelernt. Es gibt mir ein gutes Gefühl zu wissen, dass ich was für meine Fitness tun kann, auch wenn ich nicht, wie viele meiner Freundinnen, in ein Fitnessstudio gehe.

Herr Hein

Bevor ich mit dem Programm angefangen habe, konnte ich meine Socken und Schuhe nur noch im Sitzen anziehen. Sobald ich es im Stehen versucht habe, lief ich Gefahr, das Gleichgewicht zu verlieren, und musste mich festhalten. Seit ich den Einbeinstand morgens während des Zähneputzens regelmäßig trainiere, fällt es mir wieder leicht, auf einem Bein zu stehen. Mittlerweile ziehe ich auch meine Socken und meine Schuhe im Stehen an und aus und trainiere dabei mein Gleichgewicht (Abb. 6.3).

Herr Lackmann

Wenn ich durch mein Haus gegangen bin, habe ich mich immer an den Wänden und Türrahmen festgehalten. Ich habe nach Tischen und Stühlen gegriffen, wenn ich daran vorbeigegangen bin. Als ich angefangen habe, die Gleichgewichtsübungen durchzuführen, habe ich gemerkt, dass ich das gar nicht muss. Wenn ich mich mehr auf mein Gehen konzentriere und weniger nach Dingen suche, an welchen ich mich festhalten kann, gehe ich wirklich besser.

Frau Seelmann

Ich habe Arthritis in beiden Knien und ich dachte, wenn ich nichts tue und meine Knie schone, würden sie länger durchhalten. Nun weiß ich, dass ich etwas tun muss, um sie zu kräftigen. Sonst werden sie schwächer, und ich werde auch nur noch wenig tun können.

Frau Junghans

Als ich einkaufen war, habe ich mich entschlossen, mein Auto etwas weiter entfernt zu parken. Ich habe einen schönen schattigen Platz am Ende des Parkplatzes gefunden. So musste ich weiter zu den Geschäften laufen, meinen Einkaufswagen weiter zum Auto schieben und den Einkaufswagen weiter zurückbringen. Früher habe ich immer gedacht, dass das beschwerlich ist – heute denke ich mir, das ist mein Training. Als ich zurück zum Auto kam, war es

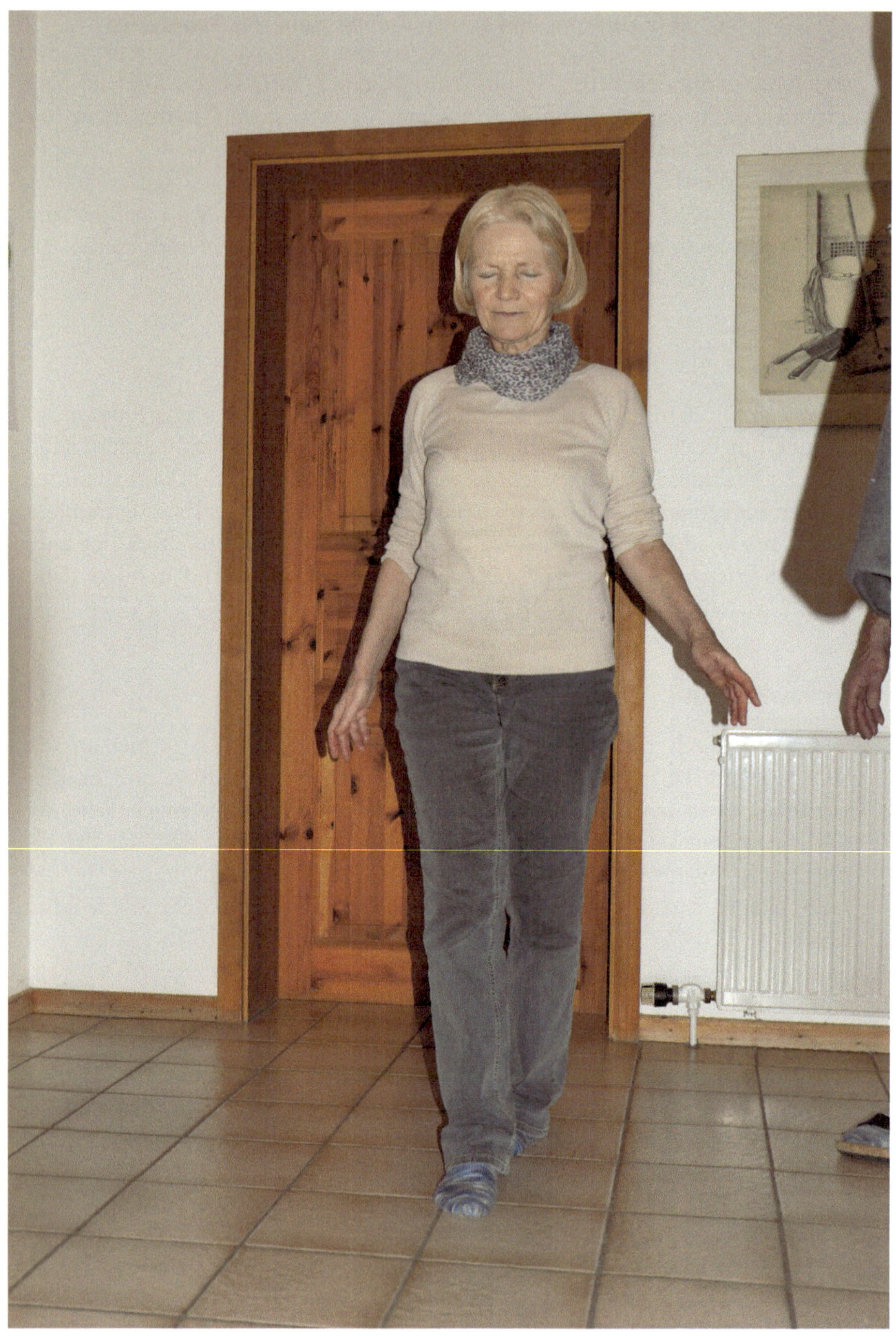

Abb. 6.2 Frau Dimpel beim Durchführen einer anspruchsvollen LiFE Gleichgewichtsübung im Hausflur: dem Tandemgang mit geschlossenen Augen (Mit freundlicher Genehmigung des EU-Projektes PreventIT)

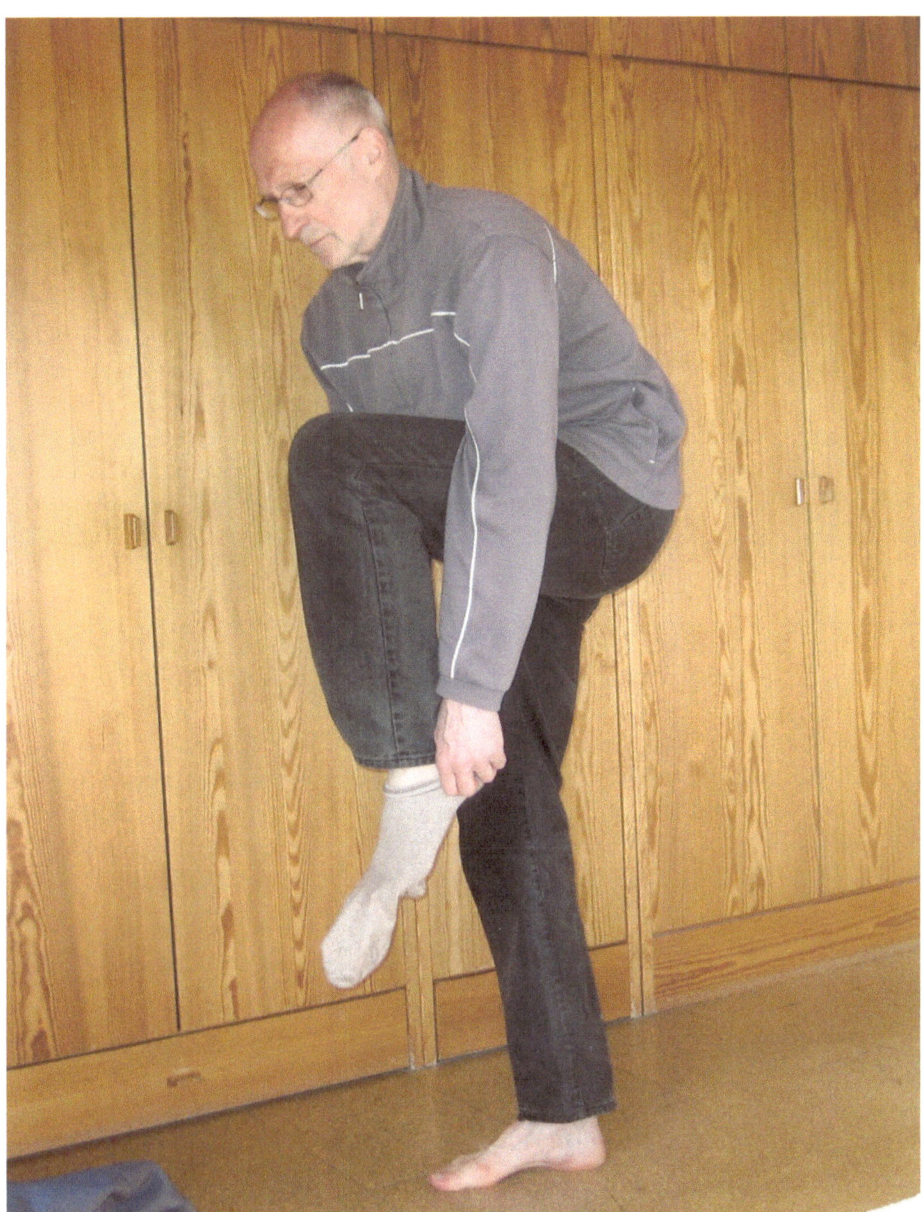

Abb. 6.3 Herr Hein trainiert sein Gleichgewicht im Einbeinstand, während er sich die Socken anzieht (Mit freundlicher Genehmigung des EU-Projektes PreventIT)

schön kühl, weil ich im Schatten geparkt hatte, und ich musste nicht um eine Parklücke kämpfen. Wenn es aber regnet oder sehr kalt ist, werde ich wieder nach einem Parkplatz suchen, der näher an den Geschäften liegt. Seitdem ich an dem Programm teilnehme, merke ich, dass ich mich mehr bewege. Statt den extra Weg zum Auto als lästige Pflicht zu empfinden, ist es nun eine Gelegenheit für mich, mehr Bewegung in mein Leben zu bringen.

Frau Schmaus

Ich bin vor zwei Jahren das dritte Mal Oma geworden, und zu Beginn konnte ich noch viel mit meinen Enkeln unternehmen. Leider wurde das in den letzten Jahren immer weniger. Ich hatte einfach nicht mehr die Kraft und Ausdauer mitzuhalten, wenn die Kleinen gespielt haben. Seit ich die Kraft- und Gleichgewichtsübungen aus dem LiFE Programm mache und mich mehr bewege, fühle ich mich fitter, und ich kann wieder viel mehr mit meinen Enkeln unternehmen!

Herr Trug

Ich arbeite sehr gerne handwerklich. In der Vergangenheit habe ich gemerkt, dass ich mich auf Leitern und bei Überkopfarbeiten, wie z. B. dem Austauschen einer Glühbirne, nicht mehr wohl fühle. Seit ich nun seit etwa drei Monaten Gleichgewichtsübungen in meinen Alltag integriere, kann ich beim Umbau unseres Hauses wieder selbstbewusst mit anpacken. Auf der Leiter komme ich zwei Stufen höher, und ich fühle mich dabei sicher. Das ist ein großer Gewinn für mich, denn ich bin weiterhin in der Lage, Dinge selbst instand zu halten.

7

Schlusswort

Nachdem Sie die vorigen Kapitel dieses Buches gelesen haben, sind Sie nun in der Lage, das LiFE Programm selbstständig durchzuführen. Sie haben gelernt, anhand welcher Prinzipien Sie Gleichgewicht und Kraft verbessern und wie Sie Ihre körperliche Aktivität steigern können. Ihnen wurden verschiedene Wege und Ideen aufgezeigt, die Gleichgewichts- und Kraftübungen in Ihre alltäglichen Aufgaben und Abläufe zu integrieren. Die Tipps und Tricks werden Ihnen helfen, Ihre Gewohnheiten zu verändern. Sie können nun selbst kreativ werden und neue Möglichkeiten finden, sich herauszufordern und aktiv zu bleiben.

Zum Schluss möchten wir Ihnen noch ein paar letzte Anregungen mit auf den Weg geben. Halten Sie zu Beginn des LiFE Programms fest, wie gut Sie welche Übung bereits ausführen können. Wenn Sie nach einiger Zeit auf Ihre Ausgangswerte zurückschauen, werden Sie erstaunt sein, welche Fortschritte Ihre Kraft und Ihr Gleichgewicht gemacht haben.

Falls Sie im Moment eine Übung noch nicht ausführen können, ist das kein Grund zur Frustration. Nehmen Sie sich fest vor, diese Übung bis zu einem bestimmten Zeitpunkt (z. B. bis Weihnachten oder bis zu Ihrem Geburtstag) zu schaffen, und arbeiten sie stetig an der Umsetzung dieses Ziels. Es kann dabei helfen, sich auch Teilziele zu setzen. Wenn es z. B. Ihr Ziel ist, bis zum Ende dieses Jahres ohne zusätzliche Unterstützung der Arme eine Kniebeuge zu machen, so können Sie zunächst nur eine Hand zur Unterstützung benutzen. Sobald Sie die Übung sicher ausführen, können Sie sich nur noch mit den Fingerspitzen abstützen. So kommen Sie Ihrem Ziel Schritt für Schritt näher.

© Springer-Verlag GmbH Deutschland, ein Teil von Springer Nature 2018
L. Clemson et al., *Aktiv und sicher durchs Leben mit dem LiFE Programm*,
https://doi.org/10.1007/978-3-662-56293-2_7

Denken Sie darüber nach, warum für Sie persönlich gesteigerte Kraft, verbessertes Gleichgewicht und mehr körperliche Aktivität im Alltag wichtig sind. Vielleicht ist es, weil Sie wie in einem der Beispiele mit Ihren Enkeln Schritt halten wollen. Oder Sie möchten sich einfach wohler fühlen und Ihre bisherigen Aufgaben und Freizeitaktivitäten weiter so gut meistern wie bisher. Wie auch immer – es gibt sicher den einen wichtigen Grund für Sie, warum Sie am LiFE Programm teilnehmen. Machen Sie sich diesen Grund immer wieder bewusst, so ändern Sie Ihren Lebensstil nachhaltig.

Für Ihren persönlichen Weg mit dem LiFE Programm wünschen wir Ihnen viel Erfolg und alles Gute!

Notizen und Übungskalender

Notizen

Hier finden Sie Platz, um Ihre Notizen zu den einzelnen Übungen zu machen. Sie können Ideen aufschreiben, wo und wie Sie die Übungen durchführen möchten. Sie können ebenso notieren, welche Ihrer täglichen Abläufe oder Gewohnheiten Sie verändern möchten. Oder Sie halten hier fest, wo Sie Dinge aufbewahren können, sodass Sie durch diese ermuntert werden, Ihre Übungen durchzuführen.

- Notizen zu Gleichgewichtsübungen (Abb. A.1)
- Notizen zu Kraftübungen (Abb. A.2)
- Notizen zur Steigerung der körperlichen Aktivität (Abb. A.3)

LiFE Übungskalender

Der Übungskalender dient dazu, Ihr persönliches LiFE Übungsprogramm zu dokumentieren. In den beiden linken Spalten finden Sie die in diesem Buch beschriebenen Prinzipien und Übungen zur Verbesserung von Gleichgewicht und Kraft und zur Steigerung der körperlichen Aktivität aufgelistet. In der darauffolgenden Spalte können Sie eintragen, wie (z. B. mit oder ohne Festhalten), wann (z. B. immer nach dem Frühstück) und wo (z. B. in der Küche) Sie eine bestimmte Übung durchführen. In den rechten Spalten kann ein Kreuz gesetzt werden, wenn Sie eine Übung an einem Wochentag erfolgreich durchgeführt

© Springer-Verlag GmbH Deutschland, ein Teil von Springer Nature 2018
L. Clemson et al., *Aktiv und sicher durchs Leben mit dem LiFE Programm*,
https://doi.org/10.1007/978-3-662-56293-2

haben. Bei der Erstellung eines individuellen Übungskalenders kann es ggf. hilfreich sein, mit einem Trainer oder Therapeuten zusammenzuarbeiten. Bei Interesse können Sie sich an die im Impressum angegebene Kontaktadresse wenden.

- Übungskalender Gleichgewicht (Abb. A.4)
- Übungskalender Kraft (Abb. A.5)
- Übungskalender körperliche Aktivität (Abb. A.6)

<u>Gleichgewichtsübungen</u>

Tandemstand

Beispiel: Ich mache den Tandemstand, während ich darauf warte, dass das Teewasser morgens kocht.

Tandemgang

Beispiel: Ich gehe jeden Morgen im Tandemgang durch den Flur zur Haustür, um die Zeitung zu holen.

Einbeinstand

Beispiel: Ich mache den Einbeinstand, während ich auf den Bus warte.

Gewichtsverlagerung nach vorne und hinten

Beispiel: Ich mache die Gewichtsverlagerung nach vorne und hinten, während ich darauf warte, dass mein Essen in der Mikrowelle warm wird.

Gewichtsverlagerung nach rechts und links

Beispiel: Ich mache die Gewichtsverlagerung nach rechts und links, während ich darauf warte, dass das Wasser kocht.

Vorwärts und rückwärts über Gegenstände steigen

Beispiel: Wenn ich in meine Waschküche hineingehe und herauskomme, steige ich vorwärts und rückwärts über die Schwelle zwischen dem Teppichboden und den Fliesen.

Seitwärts über Gegenstände steigen

Beispiel: Wenn ich vom Esszimmer in die Küche gehe, steige ich seitwärts über die Schwelle zwischen dem Teppichboden und dem Linoleum.

Kraftübungen

Kniebeugen

Beispiel: Ich mache jedes Mal eine Kniebeuge, wenn ich die Schublade der Badezimmerkommode öffne. Ich habe die Zahnpasta in die unterste Schublade gelegt, um mich an die Kniebeuge zu erinnern.

Aufstehen vom Stuhl

Beispiel: Wenn ich vom Esszimmertisch aufstehe, versuche ich, mich nicht mit den Händen abzustützen und die Bewegung sehr langsam durchzuführen.

Auf den Zehenspitzen stehen

Beispiel: Ich stelle mich auf die Zehenspitzen,um mein Kleid morgens vom Haken an der Badezimmertür zu nehmen.

Auf den Zehenspitzen gehen

Beispiel: Immer wenn ich auf die Toilette muss, gehe ich den Flur zwischen dem Wohnzimmer und dem Badezimmer auf den Zehenspitzen entlang.

Auf den Fersen stehen

Beispiel: Nachdem ich das Geschirr abgetrocknet habe, stehe ich an der Arbeitsplatte auf den Fersen.

Auf den Fersen gehen

Beispiel: Wenn ich in den Garten gehe, gehe ich auf den Fersen am Geländer der Veranda entlang auf den Fersen.

Treppensteigen

Beispiel: Ich mache einen extra Weg die Treppe hinauf, anstatt Dinge auf der untersten Stufe abzulegen und beim nächsten Mal mit hochzunehmen.

Seitwärts gehen

Beispiel: Wenn ich morgens aufwache, gehe ich als erstes seitwärts vom Schlafzimmer ins Badezimmer.

Die Muskeln anspannen

Beispiel: Ich bewege meine Fußgelenke, wenn ich morgens die Zeitung lese. Ich beuge und strecke meine Knie, während ich an der Bushaltestelle warte. Ich spanne einige Male meine Gesäßmuskeln an, wenn ich morgens vor dem Aufstehen an der Bettkante sitze.

Steigerung der körperlichen Aktivität

Mehr Bewegen

Beispiel: Wenn ich meine Enkelkinder besuchen gehe, steige ich eine Haltestelle früher aus dem Bus aus und gehe die restliche Strecke zu Fuß.

Weniger Sitzen

Beispiel: Ich lege die Wäsche jetzt nicht mehr im Sitzen, sondern im Stehen zusammen.

LiFE Übungskalender Gleichgewicht

Gleichgewichtsübungen in der Woche vom ______________ bis zum ______________

Gleichgewichtsprinzipien	Gleichgewichtsübungen	Beispiele von Alltagsaktivitäten Wie, wann und wo?	Machen Sie ein Kreuz, wenn Sie die Übung durchgeführt haben						
			Mo	Di	Mi	Do	Fr	Sa	So
Die Unterstützungsfläche verkleinern	*Tandemstand*								
	Tandemgang								
	Einbeinstand								
Gewicht verlagern bis an die Grenzen der Stabilität	*Gewichtsverlagerung nach vorne und hinten*								
	Gewichtsverlagerung nach rechts und links								
Über Gegenstände steigen	*Vorwärts und rückwärts über Gegenstände steigen*								
	Seitwärts über Gegenstände steigen								

LiFE Übungskalender Kraft

Kraftübungen in der Woche vom ______________ bis zum ______________

Kraftprinzipien	Kraftübungen	Beispiele von Alltagsaktivitäten Wie, wann und wo?	Machen Sie ein Kreuz, wenn Sie die Übung durchgeführt haben						
			Mo	Di	Mi	Do	Fr	Sa	So
Knie beugen	*Kniebeugen*								
Aufstehen	*Aufstehen vom normalen Stuhl*								
	Aufstehen vom tiefen Stuhl								
Auf die Zehenspitzen	*Auf Zehenspitzen stehen*								
	Auf Zehenspitzen gehen								

Auf die Fersen	Auf den Fersen stehen							
	Auf den Fersen gehen							
Treppensteigen	Treppensteigen							
Seitwärts gehen	Schritte seitwärts							
Muskeln anspannen	Fußgelenke bewegen							
	Knie beugen und strecken							
	Gesäßmuskeln anspannen							

LiFE Übungskalender körperliche Aktivität

Prinzipien zur Steigerung der körperlichen Aktivität	Beispiele von Alltagsaktivitäten Wie, wann und wo?	Machen Sie ein Kreuz, wenn Sie die Übung durchgeführt haben						
		Mo	Di	Mi	Do	Fr	Sa	So
„Im Alltag mehr bewegen"								
„Weniger sitzen"								

Aus: Clemson et al.: Aktiv und sicher durchs Leben mit dem LiFE Programm.
© Springer-Verlag GmbH Deutschland 2018

Literatur

1 Clemson, Lindy, Maria A. Fiatarone Singh, and Jo Munro. „Lifestyle-Integrated Functional Exericse (LiFE) program to reduce falls. Trainers manual." 2014. Sydney University Press.

2 Clemson, Lindy, Maria A. Fiatarone Singh, and Jo Munro. „Lifestyle-Integrated Functional Exericse (LiFE) program to reduce falls. Participant manual." 2014. Sydney University Press.

3 Clemson, Lindy, Maria A. Fiatarone Singh, Anita Bundy, Robert G. Cumming, Kate Manollaras, Patricia O'Loughlin, and Deborah Black. 2012. „Integration of Balance and Strength Training into Daily Life Activity to Reduce Rate of Falls in Older People (the LiFE Study): Randomised Parallel Trial." BMJ (Clinical Research Ed.) 345: e4547.

4 Clemson, Lindy, Maria Fiatarone Singh, Anita Bundy, Robert G. Cumming, Elvina Weissel, Jo Munro, Kate Manollaras, and Deborah Black. 2010. „LiFE Pilot Study: A Randomised Trial of Balance and Strength Training Embedded in Daily Life Activity to Reduce Falls in Older Adults." Australian Occupational Therapy Journal 57 (1): 42–50.

5 Weber M, Belala N, Clemson L, Boulton E, Hawley-Hague H, Becker C, Schwenk M. 2017. „Feasibility and Effectiveness of Intervention Programmes Integrating Functional Exercise into Daily Life of Older Adults: A Systematic Review." Gerontology. https://doi.org/10.1159/000479965.

© Springer-Verlag GmbH Deutschland, ein Teil von Springer Nature 2018
L. Clemson et al., *Aktiv und sicher durchs Leben mit dem LiFE Programm*,
https://doi.org/10.1007/978-3-662-56293-2

Stichwortverzeichnis

© Springer-Verlag GmbH Deutschland, ein Teil von Springer Nature 2018
L. Clemson et al., *Aktiv und sicher durchs Leben mit dem LiFE Programm*,
https://doi.org/10.1007/978-3-662-56293-2